U0339579

Practical Facial Reconstruction
Theory and Practice

Andrew J. Kaufman

实用面部重建

理论与实践

编　著　〔美〕安德鲁·J.考夫曼

主　译　韩　伟　邓润智　蒲玉梅

天津出版传媒集团

天津科技翻译出版有限公司

著作权合同登记号：图字：02-2017-357

图书在版编目(CIP)数据

实用面部重建：理论与实践/(美)安德鲁·J.考
夫曼(Andrew J. Kaufman)编著;韩伟,邓润智,蒲玉
梅主译. — 天津：天津科技翻译出版有限公司,2020.8
　　书名原文：Practical Facial Reconstruction：
Theory and Practice
　　ISBN 978-7-5433-4015-2

　　Ⅰ.①实… Ⅱ.①安… ②韩… ③邓… ④蒲… Ⅲ.
①面-整形外科手术-图解 Ⅳ.①R622-64

中国版本图书馆 CIP 数据核字(2020)第 044880 号

　　本书提供了药物的适应证、副作用和剂量疗程，可根据实际情况进行调整。读者须阅读药品包装盒内的使用说明书，并遵照医嘱使用。本书的作者、编辑、出版者或发行者对因使用本书信息所造成的错误、疏忽或任何后果不承担责任，对出版物的内容不做明示的或隐含的保证。作者、编辑、出版者或发行者对由本书引起的任何人身伤害或财产损害不承担任何责任。

授权单位：Wolters Kluwer Health, Inc.
出　　版：天津科技翻译出版有限公司
出 版 人：刘子媛
地　　址：天津市南开区白堤路 244 号
邮政编码：300192
电　　话：(022)87894896
传　　真：(022)87895650
网　　址：www.tsttpc.com
印　　刷：山东临沂新华印刷物流集团有限责任公司
发　　行：全国新华书店
版本记录：889mm×1194mm　16 开本　17 印张　350 千字
　　　　　2020 年 8 月第 1 版　2020 年 8 月第 1 次印刷
　　　　　定价：188.00 元

(如发现印装问题，可与出版社调换)

主　译　韩　伟　邓润智　蒲玉梅

副主译　卫　峥　洪小伟

译　者（按姓氏汉语拼音排序）

陈　力　邓润智　韩　伟　韩生伟

洪小伟　李　威　毛慧敏　蒲玉梅

宋传慧　王玉凤　卫　峥　徐文光

尹西腾　章　茜

译者单位：南京大学医学院附属口腔医院

　　面部重建是医学领域重要的组成部分,安德鲁·J.考夫曼教授编著的《实用面部重建:理论与实践》成功传授了面部重建外科的系统方法。本书所提及的修复策略适用于外科实践中遇到的大多数面部缺损。考夫曼教授希望读者学习后可以根据患者缺损的位置,为特定情况选择最佳修复方法。并且难能可贵的是,本书通过大量实例传授较为实用的修复方法,并且还展示了面对特定患者及特定缺损进行生物力学分析、计算、设计和评估的过程。本书既传授了实用的修复方法,也鼓励读者在面对实际情况时大胆发挥创造力。

　　本书虽不是面部修复的入门教材,但通过各种详尽的病例展示可使已掌握面部修复基础技能的读者更容易将理论应用于实践。此外,考夫曼教授根据自身在重建课程教学中的经验,也着重分析了设计修复时常见的错误,并阐释修复设计和执行的要点。

　　从第一次翻阅原著,到现在爱不释手,我认为这不仅是一本教授面部修复技能的教科书,更是一本点拨疑惑、提升技能的知识宝库,还是一本激励我们思考和创造的美学图册。考夫曼教授编著的《实用面部重建:理论与实践》自 2016 年出版后好评如潮,所以我决定将此书进行翻译,希望可以惠及更多从事面部重建的医师与学生,希望大家都能够从本书中得到自己想要的答案。翻译此书时我得知考夫曼教授非常慷慨地把原著所得的所有利润捐给了医疗事业,被教授的慈善内心所折服。因为是翻译,避免不了一些理解偏差,希望读者海涵,也希望我们可以互相交流,增进对面部重建的理解。

韩 伟

2019 年 10 月

很高兴能为《实用面部重建：理论与实践》这本书作序，并向读者们介绍本书内容，希望读者们能够学习和欣赏本书。安德鲁·J.考夫曼教授是一名极富天赋并有着丰富经验的外科医生，拥有针对住院医师、研究人员和执业医生的国内外教学经验。他是一名一流的外科医生，也是面部重建的领导者，并且为这个专业做出了巨大的贡献。他在这部著作中总结的面部重建方面的知识和经验为面部重建教学增添了新的篇章。这本书是一部杰作，所有从事面部重建专业的医师与学生都应仔细研究与学习。它不仅仅是一本图谱或教科书。在本书中，考夫曼教授阐述了面部修复重建的基本原理，并阐释了制订修复方案的思维过程。他展示了那些组织缺失的病例，阐释了如何获得可用的替换组织，并说明了最有效的组织移动方式。考夫曼教授还分享了修复重建过程中的小窍门与重要细节，让读者可以把这些知识应用到临床实践中，以期获得最好的修复效果。本书中的照片质量很高，这些图片的插入能显著增加读者对于知识的理解。关键点的内容可以帮助浏览和记忆每种修复方式。本书可以慢慢地品味，详细地学习，以获得全新的技巧和思路。这是一本为所有对面部重建感兴趣的人编写的书，包括皮肤科医生、整形外科医生、耳鼻喉科医生以及普通外科医生等。这部著作，对学生来说是很有价值的一本书，对于经验丰富的外科医生来说，在应对复杂病例时可获得新的思路。考夫曼教授通过本书展现了良好的修复效果，向读者阐述了修复的基本原则，这将增强外科医生的手术技能，并达到可重复和可靠的临床治疗效果。

约翰·A.齐特利

宾夕法尼亚州，匹兹堡市，私人诊所

宾夕法尼亚州，匹兹堡市，匹兹堡大学医学院

皮肤科、耳鼻咽喉科和整形外科临床副教授

面部重建是医学中最有意义的工作之一。面部外科手术导致的缺损或创伤性缺损修复中,如何能保存患者功能和恢复外观在临床上具有重要的意义,这也是重建外科的一个特点。因此,它吸引了不同专业的医生来研究和学习面部重建。面部重建不仅能够恢复患者的面部外形,而且能够重塑患者的公众形象和自我形象。其重要性主要表现在,初诊时患者会对手术和手术瘢痕表示担忧,术后患者对手术的满意度也主要依赖于手术恢复效果。

成功的修复必须同时达到美学和功能两个目标。如果鼻部修复看起来完美无瑕,但由于内鼻阀的损伤而减少了气流,这并不是一个成功的修复。同样的,修复眼睑时应保护好眼球并避免眼睑外翻,但留下了难看瘢痕的眼睑也不是成功的修复。成功的修复应实现美学和功能两个目标,但有时这在外科手术中不能同时兼顾。功能目标应该在规划和实施外科手术时尽可能实现。但是,美学目标的实现可能需要额外的步骤,例如通过瘢痕磨除、瘢痕修复、病灶内注射类固醇,或应用激光以达到"软化"或"微调"的美容效果。

目前已经有几本优秀的教科书详细描述了面部重建,包括修复的原理和设计,以及区域修复方法等。而在本书中,我想要介绍的是一种补充的修复方法,它着重于利用实用手段评估手术缺陷,分析、设计和执行对特定患者特定缺陷最有效的修复方案。我们认为,与其记住特定部位特定类型的修复方式,不如掌握一种能激发创造力和适应性的面部修复方式。因此,本书并不是作为基本面部修复的入门读物,而是对其他内容已较为全面的教科书的一种补充,从而丰富读者在面部重建方面的专业知识。读者会在面部解剖学、外科技术和生物力学方面获得更深的理解。

我的第二个目标是尝试简化或阐明一些有用的重建修复技术。我曾教过住院医师和研究员,并讲授重建课程很多年,令我印象深刻的是,许多外科医生对一些非常有用的重建修复技术是非常恐惧的。其原因可能是由于修复经验的匮乏或修复教育的缺失。还有一些可能是由于设计修复时对复杂几何学知识掌握不全以及错误计算或执行不当的潜在缺点。我试图阐明这些修复设计和执行的确切要点,同时简化它们,并确保最后修复的成功。对于看似更复杂的修复(例如,双叶转位皮瓣、耳轮推进皮瓣),我提供了一种几乎是公式化的描述以及插图来帮助论证完成重建的关键原则。

每个缺损都略有不同,每种修复都是独一无二的。撰写本书的目的是帮助读者思考,而不是针对特定缺损选择特定的修复。这能对创新型的外科医师的成长有所帮助,并最终为患者提供更好的医疗服务。

安德鲁·J.考夫曼

医学博士,美国修复牙医师学院研究员

致 谢

特别感谢 Timothy C. Hengst，他是一位才华横溢、受人尊敬、耐心的医学插画家，他帮助我解释了这本书中的一些关键原则。

特别感谢 John A. Zitelli，感谢他愿意为本书作序。Zitelli 博士一直是我的朋友和我灵感的来源，他的演讲和发表的文章对于那些有兴趣了解重建手术的人来说是很有价值的资源。

特别感谢我的同事，他们多年来一直与我一起工作，帮助我更好地完成手术，使我有时间去享受生活。

献给我的母亲，她虽陪伴我的时间很短，却永远在我心中；

献给我的父亲，他是医生、父亲，也是我的朋友；

献给我的兄弟 Bobby，他是英雄，也是力量和勇敢的化身；

献给我的妻子 Jayme，感谢她对我的爱与支持；还有我的孩子们，Madelin 和 Ethan，我希望他们生活在一个充满爱、幸福与和平的世界；

献给我的患者们，是他们给予了我信任、尊重和感激，才能使本书具有价值。

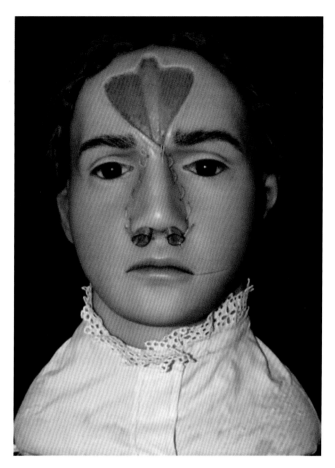

作者收集的蜡模。(Image previously published in Kaufman A. J. Moulage：The forehead flap. Dermatol Surg 2003；29：402.)

    蜡模由欧洲和美国的工匠们于 18 世纪和 19 世纪创造，作为临床教学模型来模拟三维的、真人大小的疾病过程和外科手术。本蜡模来源于 19 世纪后半叶，描述了额瓣的使用，也曾被称为"印度鼻整形术"。

    额瓣的起源可以追溯到公元前 6 世纪，最早记录在一本关于医学和外科手术的古代梵文书里，该书为 Sushruta 所著的 *Samhita*。印度的一个源于陶工或制砖工阶层的人发明了额瓣和颊瓣，用于鼻部整形修复。随着 15 世纪 *Samhita* 这本书在西西里岛的传译，Branca 和他的儿子 Antonius 掌握了此项技术，并增加了更多的供区（如手臂）和受区（如嘴唇和耳朵）。Gaspare Tagliacozzi 在手术重建技术上进一步改进了鼻整形术，特别是使用手臂作为供体组织（后来被称为鼻整形术的"意大利法"），并于 1597 年发表了他的著作 *De Curtorum*

Chirurgia per Insitionem。尽管 Tagliacozzi 的书籍在外科医师中很受欢迎，但某些宗教观点并不赞成改变容貌，即使是为了做面部修复。直到 1794 年，这项外科技术才被讲英语国家的人们所了解。在一篇写给《绅士杂志》(*Gentleman's Magazine*)编辑的信中，描述了印度的额瓣用于重建患者鼻部缺损的技术，这位患者当时的工作是为英国军队赶马车，他在蒂普苏丹做囚犯的时候鼻子被剜除且一只手被截肢。22 年后，英国外科医师 J. C. Carpue 描述了他将这一技术用于两名军官的鼻部重建。在 19 世纪剩下的时间里，更多的额瓣和各种迭代的额瓣手术开展起来，但直到 20 世纪后半叶，这种邻近皮瓣的全部效用才被认可。现在，设计和实施手术的微妙之处以及对结构支持和鼻黏膜修复的需要，使得正中额瓣成为修复更大鼻缺陷的重要技术，它是面部重建历史的一个关键转折点。

目录

第 **1** 部分　理论

重建原则 1.1

癌症手术的第一步是确保彻底清除肿瘤。如果手术结果仅能短期维持,患者就需要进一步的手术来清除持续生长的肿瘤,因此,在这个过程中无论是美学还是功能的目标均不能达到。如果手术范围太窄,或者留下未清除的阳性切缘,均可能导致患者在未来接受更大范围的肿瘤切除和重建手术。尽管辅助放疗在某些情况下可以清除一些残留的肿瘤细胞,但更好、更一致的方法可能是将 Mohs 显微外科技术作为在重建手术前清除困难或复发性皮肤癌的主要方法。

Mohs 显微外科手术最早是在 20 世纪 30 年代由 Frederic Mohs 医生提出的。当时,手术被描述为"化学手术",指的是在手术前应用于肿瘤的氯化锌糊剂。该方法将组织"原位"固定,尽管它在某些方面使得手术切除肿瘤更加容易,但它也使得即刻对这个失活的创面床进行术后重建变得不可能。尽管 Mohs 医生确实在没有氯化锌糊剂的情况下在眼睑等特定部位进行了手术,但其他几位医生直到 20 世纪 70 年代才开始使用 Mohs 手术而不使用氯化锌糊剂,这一过程后来被称为"新鲜组织技术"。今天,几乎所有的 Mohs 手术都是在没有组织固定剂的情况下进行的,这一过程被称为 Mohs 显微外科技术。这一手术方法最大的两个好处是它为大多数原发性和复发性皮肤癌提供了最高的治愈率,并保留了肿瘤部位周围最多量的健康组织。即使也有其他外科医师运用其他技术来进行重建,但通过 Mohs 手术切除肿瘤可使得患者获益最大。对于进行重建的外科医师来说,最高治愈率(即在该部位进行另一次切除和修复的可能性较小)和对健康组织的最大保留(即更多的健康邻近组织意味着更多的局部皮瓣或侧面修复的选择)应该是一个不错的选择。

肿瘤切除后,我们需要解决重建的两个目标:功能和美学。这两个目标都应与患者进行协商,并且应该了解自己的能力和目标是否符合患者的预期(参见第 1.3 节)。如前所述,重建技术的选择和执行需要解决功能和美学要求。功能性需求可能包括眼睑对眼球的保护、嘴唇对食物和液体的包裹、耳朵对声音的收集以及鼻孔的对称和不间断的气流运动等。这些功能需求中的每一个都可能被不完善的计划或重建治疗破坏。在随后的手术或补救手术中,更容易达到一个未达最优标准的美学结果;然而,我们更倾向于第一次就要达到这两个目标。

在考虑重建任何缺损时,应考虑 3 个问题:

1. 缺失了什么?
2. 哪里能找到替代组织?
3. 如何得到它,然后隐藏大部分瘢痕?

重建原则

让我们来看一下其中的每一条。

"缺失了什么?"每个缺损都是不同的。缺损是否仅涉及皮肤和软组织,还是结构的完整性也缺失了?如果只涉及皮肤和软组织,是皮肤浅层还是深层?它是否在一个可能为二期愈合提供良好结果的区域?通过适当的伤口护理和身体自身的创伤修复机制,凹陷区域的许多缺损可以很好地愈合。因此,在治疗过程中,有许多缺损可以通过伤口护理和二期愈合来处理(参见第7.4节)。颞部的缺损太大,不能轻易通过侧-侧修复或皮瓣修复,也可以通过二期愈合来治愈(参见第4.8节)。内眦的表面缺损(尤其是在内眦肌腱的上方和下方,而非靠近眼睑边缘的部位)和鼻部凹陷区域的浅表缺损(如鼻翼褶皱)也可以通过有特殊效果的二期愈合来治愈。

现在,如果缺损更深或者影响结构的支撑,或者在凸面上,或者缺损越过另一个美学单位或者亚单位,你应该考虑其他的选择。应当修复接近游离边缘(如眼睑或唇红缘)或解剖标志(如眉弓或鼻尖)的深层缺损,以减少瘢痕挛缩,并由此使游离边缘或标记点偏离的风险最小化。因此,尽管太阳穴的大缺损可以通过具有优异治疗结果的二期愈合来治愈,但如果这个缺损接近于外眦或眉毛的尾部,则应考虑重建,以最大限度地减少外眦或眉毛的破坏风险。在这些情况下,可能值得花费额外的时间和工作在颞部的缺损上放置一个全厚皮片或中厚皮片,因为移植皮肤可以减少伤口收缩和扭曲变形的概率(参见第8.6节 F~H)。

如果缺损累及支撑结构,或者伤口的收缩可能影响功能,则应考虑通过软骨移植进行结构支撑。大多数外科医师都认为,如果结构支撑缺失(例如鼻尖)或者有可能出现功能障碍(如内部或者外部的鼻瓣上),应该替换或者恢复解剖结构的完整性。同样,当鼻黏膜缺失时,应该替换鼻黏膜,因为虽然小的全厚鼻腔缺损的愈合不会发生并发症,但是没有黏膜替代物修复的较大缺损愈合可能会伴随明显的收缩和变形。事实上,最早的中线前额皮瓣(见前文中所描述的前额皮瓣蜡像)常常会受到这种并发症的困扰,直到解决缺失的鼻黏膜和结构支持的各种方法被发展出来才使这种用于复杂鼻修复的皮瓣美学实用性得到了真正的认可。

所以,如果是皮肤表面的缺损,则考虑二期愈合,特别是在远离游离边缘和解剖标志的凹面上。如果是深层的缺损,则考虑重建的某些方法。如果缺失的组织具有特定的美学和功能目标,如长出毛发的眉毛或鼻前庭的衬里,则用具有相似特征的组织代替(参见第4.2节)。如果结构缺失或需要结构支撑来减少功能和美学变形的可能性,则要重建结构或增加足够的支撑以避免变形。

第二个问题是:"哪里能找到替代组织?"与缺损区缺失皮肤(即颜色、纹理、厚度、附件结构、光化性损伤)最相似的组织是来自邻近缺损区的相同美学亚单位的组织。不幸的是,相同美学亚单位内的组织常常不能用来重建,但与被替换的组织具有第二相似性的组织可能位于相邻的美学亚单位内。这种相似性使局部皮瓣成为修复美学敏感区域缺损的极好重建选择。类似颜色、纹理和厚度的组织正在被用来修复缺损。因此,与修复这些区域的移植物相比,局部皮瓣往往是一种更优越的重建选择。这对于凸起区域(例如鼻尖)或更深的缺损尤其如此,在这种情况下,移植物不能重建伤口的深度,只能重建其表面。如果缺损太大而无法用局部皮瓣进行修复,则可能需要到另一个美学单位寻找替换组织。对于鼻尖上大的或深的、复杂的缺损,前额可能是好的选择,其中前额旁正中皮瓣可能是最好的选择(参见第5.12节)。对于鼻翼或鼻尖软三角形上类似的复杂缺损,可考虑颊部内侧的颊-鼻插入瓣(参见第5.11节)。前额和颊

重建原则

部都具有与鼻部远端 1/3 皮肤相似的特征，并且是替代组织的优良位置。如果缺损是表浅的，但对于局部皮瓣修复来说太大了，那么可以选择全厚皮片移植。虽然通常的供体部位可能是耳后区皮肤前部或锁骨上区域(参见第 4.4 节)，但还有另一种方法是使用邻近组织作为皮肤移植物，这种手术称为邻近组织皮肤移植或 Burows 移植。在这种情况下，邻近手术缺损的组织被用作全厚皮片移植的供体。这可能对延伸超过一个美学单位或者亚单位到另一单位的缺损特别有用。在这些情况下，可以关闭单个美学缺损的单位或亚单位，这样做，可以产生赘余组织来修复剩余的手术缺损(参见第 8.6 节)。

最后，我们必须问：“如何将所需的组织转移到需要修复的区域？”这里的诀窍是在不破坏解剖标志或游离边缘的情况下完成，并尽可能隐藏切口(以及随后的瘢痕)。为了避免前者，正确设计侧-侧修复或皮瓣修复对于避免可能破坏附近游离边缘或结构的二次张力(即由执行修复所引起的张力)是必不可少的。对于后者，考虑在皮纹、沟纹或美学单位或亚单位之间的连接处设计切口线。上述考虑可能会限制经验不足的重建外科医师使用局部皮瓣。

因此，如果以相同的逻辑、循序渐进的方式设计每个缺损的修复，其重建过程就会变得更加容易。与其记住特定位点的特定修复方式，不如考虑以下问题更加实际，即缺失了什么？我将在哪里找到替代组织？我该如何得到它，然后隐藏大部分的瘢痕？

1.2   解剖因素

在考虑面部重建时,某些解剖学因素变得至关重要。重建外科医师需要了解美学单位和亚单位,以及其正试图重建的结构。这需要了解皮肤的生物力学特征和基本的几何形状。全面了解面部解剖结构很重要,包括神经血管和其他结构,以及这些神经、血管、导管等在哪些位置最易受到危害。

如前所述,当考虑面部重建时,应该记住的是,二期愈合时凹陷区域经常会愈合得很好。因此,在颞部、耳部、鼻部和内眦的凹陷区域,应考虑到二期愈合治疗的可能性。通常情况下,人们在这些区域进行修复很难产生比正常状态时更好的美容效果(参见第 4.8 节和第 7.4 节)。

另一个考虑是将切口线置于愈合时最不容易察觉的部位。松弛皮肤张力线(RSTL)以皮纹、皱纹或沟纹最为明显,并倾向于垂直于该区域下面的肌肉组织(图 1.1)。在一些区域和某些患者中,RSTL 是显而易见的;在另外一些情况下,它们就不那么明显了,而且外科医师在设计切口以及关创的时候需要考虑 RSTL 的存在(例如,没有皱纹的年轻患者)。另一个切口和愈合瘢痕隐藏得很好的位置是美学单位的连接点,甚至美学亚单位的连接点。在这些区域,光影的细微差别或颜色、纹理的变化易于很好地隐藏切口。

从一个美学单位到另一个美学单位的修复,如从鼻部到脸颊,应该认识到需通过进行多次修复术进行修复。一个皮瓣桥接两个美学单位通常比两个皮瓣修复或侧–侧修复分别重建两个美学单位更引人注目(如皮瓣或移植)。人类的眼睛和大脑更容易察觉到面部形貌和不对称的细微变化。保持对称性以及用于区分美学单位的凸面和凹面,这比试图用一个修复重建多个单元缺损要好得多。

与此相关的是,必须不惜一切代价避免对解剖标志或游离边缘的破坏。解剖标志是明显的解剖学特征,其定义了美学单位或亚单位的特征。这包括一些明显的区域标志物,如鼻尖和上唇;但也有不太明显的结构,如眉弓或鼻唇沟。这些区域标志的破坏是显而易见的,因为它们占据面部中央突出位置,或定义了美学单位的特征,或与另一个结构配对,任何一个变化都会导致明显的面部不对称。游离边缘包括眼睑边缘、鼻翼边缘和唇缘。这些游离边缘更容易失真,因为它们至少在一个方向上不被束缚或固定。

当手术缺损以侧–侧闭合时,切口两端可能出现组织赘余。这种赘余可能是持久的,通常通过切除"狗耳"状组织解决。切除"狗耳"状组织(也称为三锥体或立锥体)包括切除过多的组织,并将其设计在有利的位置处,如 RSTL 或者美学单位或亚单位的接合处。在推进皮瓣中,可以在蒂的基底部或沿切口线的长轴切除折叠组织,切断切口线并使其不太明显。在推进皮瓣中切除三锥体也可通过减少移动到手术缺损中的限制力来促进皮瓣的移动。转位皮瓣和旋转皮瓣可在旋转或转位时产生"狗耳"状组织。在这些情况下,"狗耳"状组织切除应远离皮瓣蒂部,以避免危及皮瓣的血供。

本书中描述的大部分局部皮瓣除了前额旁正中皮瓣都是随机模式皮瓣。它们不是基于单一指定血管的血供,而是基于丰富的皮下血管丛。这些血管丛垂直通过皮下组织深入网状真皮。轴状皮瓣如前额旁正中皮瓣依赖于正确的设计和执行,包含了知名动脉,但是如果正确操作,它们可用于重建大型血管皮瓣的血运。

对于延伸到下方的骨或软骨的缺损,良好的血管化皮瓣是获得令人满意的伤口愈合的关键,对于骨膜或软骨膜缺失的缺损尤其如此。在这些情况下,移植物通常无法存活,并且二期愈合可能显著延迟或不成功。然而,通过适当的伤口护理,许多伴随暴露的软骨或骨(但具有完整的软骨膜或骨膜)的外科缺损将形成肉芽组织并最终愈合。其中一个关键的要求就是对患者的教育和伤口的正确护理(参见第 1.7 节)。对于暴露或缺失骨膜或者软骨膜的伤口,达到可靠和快速伤口愈合的最佳选择是用充分血管化的组织覆盖伤口(如皮瓣修复或侧–侧修复)。

解剖因素

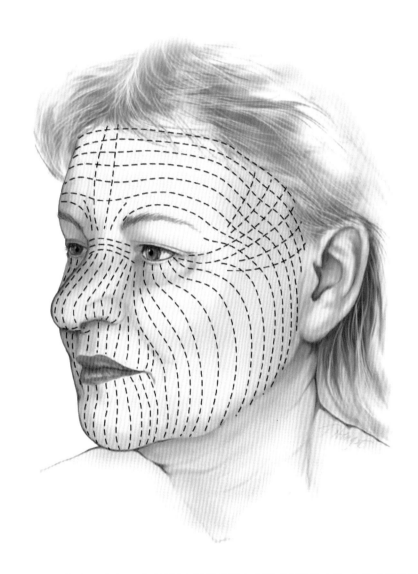

图 1.1　松弛皮肤张力线(RSTL)倾向于垂直于下面的肌肉组织并落入实际或预期的皮纹、沟纹或美学单位连接处。在某些部位,比如太阳穴–前额交界处或前额中心,RSTL 可能更模糊。在这些部位,捏紧皮肤以确定最大的松弛可能是有帮助的,同时也考虑到邻近的游离边缘和解剖标志的位置。另外,由于切口接近眼睑、翼缘和唇红缘等游离边缘,因此,切口的方向应该更加垂直于边缘以避免破坏游离边缘。

1.3 患者的考虑

　　成功重建最重要的因素之一是要获得患者的知情同意。要让患者了解治疗的技术、风险、益处和替代方案,有些患者可能需要对不同类型的修复方案进行相当长的、详细的讨论。让患者明白在修复后的几天以及瘢痕成熟和改善的过程中可能会出现的问题。在某些情况下,全厚皮片移植可能比局部皮瓣更佳,因为患者不能接受局部皮瓣产生的额外切口(因此产生额外的瘢痕)(参见第4.4节和第5.6节)。换句话说,不要试图说服患者或"推销"某种修复方案。告诉患者你的重建计划,但如果患者反对这个计划,与其沟通并准备修改。对于一些特殊的患者来说,皮瓣修复导致额外的瘢痕可能比皮瓣对特定缺损的潜在好处(例如,重建深度和表面,更相似的颜色、纹理、光化损伤)造成更多的问题。同样,不要试图让你的患者相信你是进行修复的最佳人选,不要夸大你的训练、头衔或经验。最后,即患者的决定。如果患者愿意让另一位医师进行重建,那太好了! 如果患者喜欢其他医师或专业人员进行重建,我们可以与那位医师的手术中心协调,这样一旦我们完成 Mohs 手术(如果患者需要的话),患者就会前往其他医师的手术中心进行修复。记住,不管谁实施修复手术,5 年后手术部位都会留下瘢痕。如果患者认为另一位医师会做出更好、更不明显的瘢痕,他们可能会对手术结果不满意,我们的目标应该是让患者对他们的结果感到满意,因此我们只对那些认为你是做手术最佳人选的患者进行手术。

修复设计　　1.4

　　应在患者取坐位时设计并标记。因为重力对皮纹、褶皱、沟纹、下颌和游离边缘都有影响。当手术中涉及鼻部或耳部的缺损时，这个规则就不适用了。重力对这些美学单位的影响较小，这些部位的修复大部分可以在患者仰卧位时标。同样，对于嘴唇上的缺损，在注射局部麻醉药物前需先标记出唇红缘，否则局麻肿胀会导致唇红缘变得不清晰。

　　按照 RSTL 范围定位伤口并缝合，年轻患者可直接沿预想的 RSTL 关闭伤口。RSTL 倾向于垂直于下面的肌肉组织，将切口放置在 RSTL 内有助于隐藏切口并最小化瘢痕的扩散或扩大（参见图 1.1）。另一种选择是将切口放置在面部美学单位之间的连接处，或者两个美学亚单位之间的连接处。面部的美学单位包括鼻、嘴、耳、眼睑、颊、下颌、鬓角和前额。而美学亚单位往往更为细小，例如，鼻部的美学亚单位包括鼻尖、鼻翼、侧壁、鼻背和鼻根；唇部的美学亚单位包括上唇、人中、下唇和唇红缘。

　　在设计修复时，应考虑相邻松弛或松散组织的位置。以这样一种方式设计修复，即将相邻的松弛组织转移到手术缺损处。这是重建皮瓣和邻近组织皮肤移植物（也称为 Burows 移植）的原则。我们需要考虑如何在不扭曲附近的解剖标志或游离边缘的情况下借用这个组织进行重建。这可能需要在旋转皮瓣和转位皮瓣之间做出选择，或者决定是使用菱形转位皮瓣还是双叶转位皮瓣。如果该缺损累及多个美学单位（例如，延伸到内侧面颊上的鼻侧壁），则考虑分别重建每个美学单位。将一个美学单位连接到另一个单位上的皮瓣或修复要比单独完成的修复产生更明显的瘢痕。如果缺损从一个美学亚单位延伸到另一个或从一个凸起延伸到一个凹陷区域，情况也是一样的。如有可能分别尝试重建这些区域。如果存在其他合适的修复方案，请尽量避免在凹陷区域使用皮瓣，因为在凹陷区域出现"活板门"或"枕形失真"的风险较高（当皮瓣下方出现瘢痕挛缩，会导致皮瓣向外凸出）。若是在凹陷区域使用皮瓣，要让患者明白在未来很可能需要进行二次手术修整或需要腔内注射类固醇。事实上，最好的做法是确保患者意识到无论完成何种类型的修复，都有可能需要修整手术、磨皮术或类固醇注射。绝大多数患者不需要进一步的修整，但是如果他们事先被告知他们的结果是"正在进行中的工作"，并且医师有改善最终结果的计划，那些可能受益的患者会感觉更好。

1.5　外科技术

利用手术擦洗和无菌的手术台、器械、手套保证所有程序均为无菌操作。虽然有人主张无菌手套对许多修复不是必需的,但我个人主张在任何时候缝合线被埋藏(例如,垂直的褥式缝合),都应该采取一切必要措施降低感染风险,包括使用无菌手套而不是清洁的手套。

一位好的手术助手就像邻近手术托盘中最有用的仪器,但是一位不好的、缺乏经验或训练不良的助手可能非常危险,并增加对自己或患者造成锐器伤害的风险。一支训练有素的团队像两名舞者或两名滑冰运动员一起工作,每个人都知道自己的角色并可预测对方的动作。为了最大限度地减少锐器伤害的风险,应该制订规则。例如,在我们的实践中,助手可以握持外科医师递过来的皮肤拉钩,但是如果拉钩脱落,则应该由外科医师将其重新钩住皮肤。其他类似的任务包括决定谁将拿到器械、器械将如何传递、注射麻醉剂,以及将缝合针装载到持针器上。这些并没有一个标准的答案,但是团队成员应该知道每个人负责的部分。

处理组织要轻柔。镊子,甚至有齿的镊子或组织镊,都可以轻易地压碎组织,尤其是皮肤边缘,导致最终美学效果不佳。手术中可以使用镊子,但应小心处理,并尽可能考虑使用皮肤拉钩。应用电灼术也是如此。重点是用点状电灼术封闭血管,而不是烧伤基部和边缘。过多的电灼会使伤口组织坏死,增加感染的风险和术创延迟愈合。对于无法用电刀止血的伤口可以用可吸收线结扎止血。

不同的缝线材料和缝合技术适用于不同的情况,但是缝线材料对外科医师来说是一个主观性的选择,而且很少有"正确"的答案。我个人偏好使用 4-0 Polyglactin 910 可吸收缝合线埋线缝合进行大部分面部修复(5-0 Polyglactin 910 缝合线处理眼睑病变),使用 6-0 型聚丙烯不可吸收缝合线进行经皮缝合。垂直的褥式缝合可以增加伤口的强度,当你想要使伤口边缘外翻时(例如,在螺旋形边缘或眼睑边缘),这种缝合是很有帮助的。简单间断和连续的经皮缝合通常是可以互换的。连续缝合的主要好处是修复可以进行得更快。相比之下,整齐、一致的简单间断缝合的外观排列成一行,具有均匀修整的缝合线端部,可以让特别挑剔的患者认为外科医师对手术瘢痕进行了精细的修补,瘢痕结果将是极好的(参见第 3.1 节和第 4.1 节)。记住,患者对瘢痕的感知是基于诸如长度、宽度、肥大、颜色以及对医师的信任。这种信任就是患者认为外科医师花费了大量时间并做了很好的工作,并且外科医师是执行修复的最佳专家或最佳医师。对于这些患者,你要尽力确保其每天照镜子护理手术部位的时候,能够更加证实对你的信任。

要进行精心的修复,必须有足够的照明和放大效果。在我看来,具有良好的手术照明和放大效果能使重建的每一步都比较容易,特别是在使用电刀和缝合时。同样,一个好的可靠的可调节手术台,尤其是高质量的手术器械,在修复方便性方面也有很大的不同。做好背部和颈部的保护,调节手术台至适宜的高度。请使用高质量的手术器械。粗制滥造的器械和高质量的器械之间存在巨大的差异,但就像缝合线的选择一样,许多外科医师对他们特别喜爱的外科器械会表现出巨大的热情。

施行修复　　1.6

笔者认为,避免手术并发症(包括术后感染)的最佳方法是使用无菌皮肤手术消毒剂(如氯己定葡聚糖或碘附)、无菌手术台和无菌手套进行手术。这对于复杂的修复尤其重要,如局部皮瓣,以及当缝线被埋在皮肤表面之下时。虽然有些人主张干净(但不是无菌)的手套在面部重建的大部分方面都是足够的,但笔者认为减少潜在感染生物的局部数量可最大限度地减少感染或缝合挤压等并发症。

本文中描述的所有步骤仅在局部麻醉下进行,除外术前口服抗焦虑药(如地西泮)的患者。一般使用利多卡因作为局部麻醉药物,除非患者自述有利多卡因过敏史,在这种情况下,就需要使用另一种麻醉药物。对于持续时间较长的手术病例,如采用免疫染色的黑色素瘤病例,丁哌卡因也可用于延长麻醉持续时间。含肾上腺素的局部麻醉药(如1%含肾上腺素的利多卡因)是首选,因为局部使用肾上腺素可引起血管收缩,有助于控制出血并延长麻醉效果。然而,肾上腺素在某些部位(如手指和阴茎)的使用存在争议,因为担心会出现局部缺血或坏死。在这些情况下,可以使用不含肾上腺素的利多卡因。

图示的病例是在 Mohs 显微手术后进行修复的。对于 Mohs 手术后或其他医师转诊时进行的修复,应对伤口边缘进行清理或修剪,以便伤口边缘清洁且不倾斜。除较大的修复外,大多数皮瓣在切开之前都会被钝性分离破坏。先对皮瓣进行潜行分离,然后皮瓣的切口尽量保持在一个适当的、一致的水平。切开皮瓣后,必要时要进行额外的钝性分离和锐性分离以移动皮瓣。潜行分离的程度因位置的不同而存在差异。鼻部的潜行分离大部分在肌肉下平面,而前额或颊部的潜行分离通常在皮下。

本书中介绍的关闭缺损是通过分层修复完成的。首先,用埋线缝合手术缺损,通常是垂直褥式缝合。这些掩埋的垂直褥式缝合是瓶形的并具有接近和翻转伤口边缘的倾向。尽可能地转移伤口边缘,因为随着瘢痕的成熟,它会收缩,表面变平坦,从而提供更好的美容效果。而开始平坦的伤口最终可能会被轻微压低,产生阴影并可能使瘢痕更显眼。关于修复缺损的另一点(也许是转位皮瓣修复最重要的一点)就是如果您正在做一个转位皮瓣(例如菱形皮瓣、双叶皮瓣、唇颊皮瓣),应首先关闭二次缺损。在后面具体的章节还有描述,但可以这样说,在转位皮瓣中,第二个缺损的关闭应首先完成。

一旦伤口边缘接近并外翻,可以使用细的不可吸收缝线缝合皮肤边缘。对于大部分缺损,可应用 4-0 Polyglactin 910 缝合线埋线缝合,应用 6-0 聚丙烯经皮缝合。尽管许多外科医师会使用连续经皮缝合代替,但许多病例仍是采用 6-0 聚丙烯缝线简单间断缝合。如前所述,连续缝合的主要好处是节省时间,但使用简单的间断缝合有两个潜在的好处。第一个好处是在沿着切口的每个位置可以更接近每根缝合线,并且任何肿胀不会沿着缝合线材料的整个切口长度扩展。第二个好处,也是最主要的原因,使用简单的间断缝合看起来对患者更有利。这些整齐、规则、细致的缝线外观给患者带来了强烈的期望,即瘢痕的最终结果将是最好的。毕竟,在决定一个人是否是位好医生或者最后的瘢痕是否可以接受的时候,患者综合考虑了各种因素。除上述因素外,其他因素还包括员工的电话礼仪、人员的接待、候诊室及入口的组织和外观,以及护理和前台工作人员的专业性。尤其对于面部中心缺损,切口和修复更容易被看到,特别是对于那些比较挑剔的患者,他们可能更关心瘢痕的最终外观,首选的是使用很多小的、统一的、整齐的、简单的间断缝合。

关于"进行修复",要考虑的应该是:按照最有意义的顺序进行修复。在浇筑地基或砌墙之前,人们不会做最后的木工活或橱柜,修复外科伤口也是如此。从设计开始,然后是结构(必要时支持)和主要的步骤(如分离和切口),最后完成细节工作(如修剪皮瓣、移除三锥体、最后缝合)。按照这个顺序,成功的可能性最大。

1.7 伤口护理

对于二期愈合部位以及重建后部位的正确护理通常是相似的。指导患者保持伤口清洁、湿润并覆盖。术后 24 小时内通常应用压力绷带，以降低出血风险。在最初 24~48 小时清醒期间，每小时将绷带和邻近区域施加冰或冷敷包 15 分钟。术后第 1 天开始，患者用肥皂和水或过氧化氢清洁伤口（过氧化氢不用于伤口愈合较困难的部位，如软骨或骨头暴露的伤口或者下肢的开放性伤口）。清洁伤口后，在伤口上涂抹大量无刺激性药膏（如凡士林），并用无黏附性的绷带包扎。这种程序每天进行 2 次，直到拆线并使用免缝胶带（或直到手术切口的再上皮化完成）。在免缝胶带脱落后，患者可在切口部位使用硅基凝胶和防晒霜，直至达到最终美容效果，通常为 6~12 个月。

（邓润智 尹西腾 译）

想要与同读本书的读者交流分享？

微信扫码，根据对话指引，加入本书读者交流群。

第 **2** 部分　**实践**

面部重建的实际目标是获得最美观的功能性修复，努力达到或超过患者的期望。这个目标是要将患者的外观和功能尽可能恢复到其发生皮肤癌需要 Mohs 手术或切除手术之前的状态。不幸的是，无论是切除肿瘤还是修复术后缺损的手术都会形成瘢痕。有经验的修复重建医师会通过一系列技巧来将瘢痕最小化，比如在美学单位或亚单位的结合处缝合，避免游离边缘和解剖标志的偏移，以及用相似颜色和纹理的组织进行重建。最重要的是，考虑到患者的期望，有些患者可能更喜欢最简单的治疗方案；而另一些患者可能特别细致，需要更精确的重建。在某些情况下，患者可能会由于需要制备皮瓣产生额外切口而对皮瓣修复产生心理抗拒。在这种情况下，尽管皮瓣修复可以为大多数患者提供更好的美容或功能效果，但移植物修复或二期修复可能更可取，因为没有额外或医源性的切口和瘢痕。因此，外科医师应在术前与患者讨论修复方案，并根据患者意愿进行方案调整。

2.1 二期愈合

二期愈合是选择性缺损的一个很好的选择。对于凹陷区域的手术缺损,二期愈合修复提供了一个简单且有吸引力的选择(参见图 2.1A)。在鬓角处大的凹陷性缺损,只要不接近游离边缘或解剖标志,就可以通过二期修复获得很好的愈合(参见第 4.8 节)。在缺损可能靠近眉毛、外眦或眼睑的情况下,可以在游离边缘附近进行移植物修复或部分闭合修复,以减少瘢痕挛缩,避免游离边缘或解剖标志偏移(参见第 8.6 节)。

对于不靠近外耳道(EAM)的耳廓软骨缺损,二期愈合可能是修复的最佳选择(参见第 7.4 节)。对于累及大部分 EAM 或有 EAM 挛缩风险的缺损,全厚皮片、耳前转位皮瓣或耳后牵引皮瓣可能是加速愈合的更好的替代方案,并可减少裂孔的狭窄(参见第 7.3 节和第 7.5 节);然而,如果这个缺损只累及 EAM 的一小部分,那么二期愈合仍然可以考虑。

在其他面部区域,如鼻凹面(如鼻翼褶皱)和眼睛(如内眦)表面的浅表缺损也可以通过二次愈合修复(图 2.1A~E)。

二期愈合

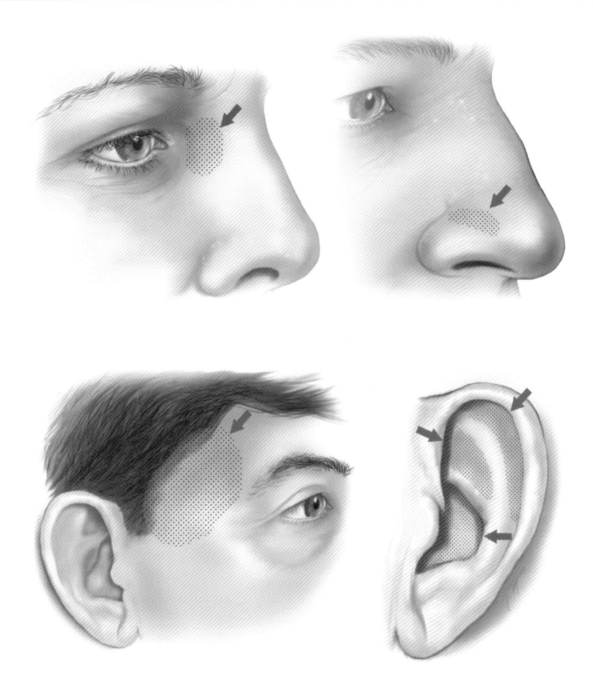

图 2.1A　头部凹陷区域的手术缺损是二期愈合的适应证。该图展示了不同部位适用于二期愈合的点状区域,包括耳、鼻、内眦和太阳穴的表浅凹陷区域。如果缺损累及或接近解剖标志或游离边缘,需考虑修复或行部分修复,以避免面部解剖标志或游离边缘的偏移。

二期愈合

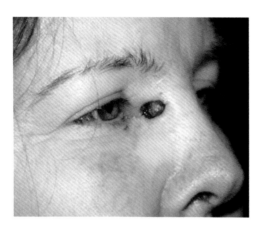

图 2.1B　右侧内眦的浅表缺损，大小约 1.1cm×0.7cm。患者希望采用最简单的修复方式，避免额外的瘢痕。

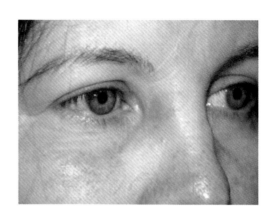

图 2.1C　二期修复术后 3 个月。

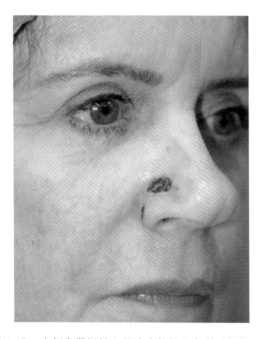

图 2.1D　右侧鼻翼褶皱上的浅表缺损和鼻翼后部的一个较小的伤口。

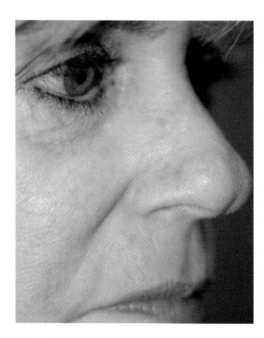

图 2.1E　二期修复后的愈合效果（鼻翼后部缺损因为相对隐蔽，也可以选择二期愈合）。

侧-侧缝合修复　　2.2

除了二期愈合之外,最简单的修复方法是侧-侧缝合修复。如果缺损呈椭圆形,伤口就可以直接拉拢缝合,而不需去除赘余组织(通常被称为三锥体、立锥体或"狗耳"状组织)。不过,皮肤癌手术中的缺损大多数是类椭圆形、圆形或不规则形状。因此,大部分的侧-侧缝合修复都需要切除一个或多个位于缺损两端处的"狗耳"状组织,这些"狗耳"状组织的切除可能被设计为沿着切口其他部位或在特定方向上进行(图 2.2A~D)。

为了使额外产生的切口留下较轻且隐蔽的瘢痕,应尽可能沿 RSTL 关闭创口。RSTL 一般垂直于下方的肌肉组织,并且一般会成为实际的或预期的皱纹(见图 1.1)。

通过关闭缺损并去除"狗耳"状组织,切口和瘢痕的最终长度被延长。一般来说,关闭的长度(椭圆切除的长度)约为其宽度(椭圆的宽度)的 3 倍。然而,当创口位于凸面(例如,脸颊的凸出部分或前臂周围)时,该比例可以增加到 4:1 或更大(参见第 3.1 节)。在修复之前与患者进行讨论和必要的解释是非常关键的。多数患者理解并接受延长修复,去除"狗耳"状组织,并将切口设计在 RSTL 内,在修复前需向患者慎重解释。与其事后为自己辩解,不如提前做好教育工作。

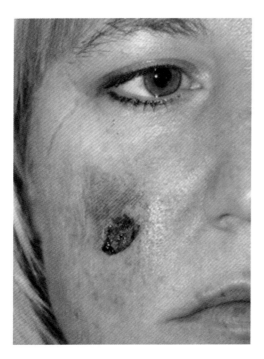

图 2.2A　右侧颊部的手术缺损。

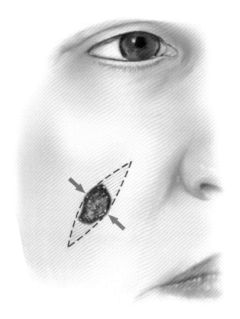

图 2.2B　侧-侧缝合修复的设计。在松弛皮肤张力线上关闭伤口(图 1.1)。缺损的两端切除两个三锥体或立锥体("狗耳"状组织),形成一个长度与宽度比值约为 3:1 的椭圆。

侧-侧缝合修复

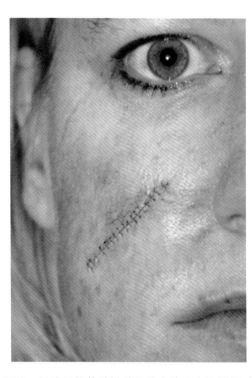

图 2.2C 切除三锥体并沿着松弛皮肤张力线行侧-侧缝合关闭术创(创口缝合用 4-0 Polyglactin 910 缝合线垂直褥式埋线缝合,表皮应用 6-0 聚丙烯缝合线以简单间断缝合方式拉拢外翻缝合)。

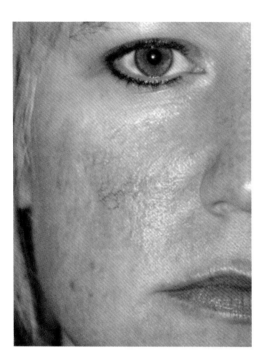

图 2.2D 最终愈合效果(患者术前还存在毛细血管扩张症,可用脉冲染料激光治疗)。

对于接近游离边缘或解剖标志的侧-侧缝合修复,应考虑更改三锥体切除的方向。换句话说,尽可能保留在 RSTL 内,但不以牺牲游离边缘或解剖标志为代价。例如,对于可以侧-侧缝合关闭的下眼睑缺损,当接近眼睑边缘时,可能需要将切口线向上重新定向(而不是保留在眼睑皮肤上的细线内),最终更垂直于眼睑边缘以避免二次张力导致的外翻。

推进皮瓣　2.3

推进皮瓣的优点除允许的组织运动略大于侧–侧缝合修复外,还能将切口线和三锥体设计在更有利的位置(图 2.3A~D)。与侧–侧缝合修复相比,这样做有助于增加松弛组织量(参见第 5.2 节)。移动切口线和三锥体的另一个好处是避免违反游离边缘或边界(例如,在修复侧壁时穿过鼻翼褶皱)或交叉进入另一个美学单位或亚单位(例如,在修复鼻背时穿过鼻尖)。

闭合的张力与皮瓣的主要运动方向保持平行,因此有张力重新定向的问题,但在某些情况下,单侧或双侧推进皮瓣可能比其他类型的皮瓣(如转位皮瓣)具有明显的优势。这可能包括对前额或中鼻背进行修复,因为缺损范围太大而不能轻易地以侧–侧缝合的方式关闭创口(参见第 4.6 节和第 5.2 节)。在这种情况下,最好考虑采用双边松弛的修复方法,本质上是对称地共享供体位点。虽然菱形转位皮瓣或双叶转位皮瓣可以修复中鼻背的缺损,但它只能从鼻的一侧借用组织,这可能造成正面观时鼻部不对称。而通过双侧修复,从两侧借用组织,则可形成略薄但对称的鼻部。

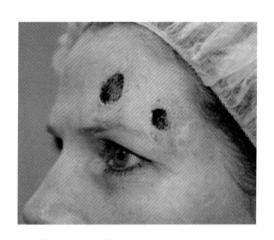

图 2.3A　左眶上前额的两个手术缺损。

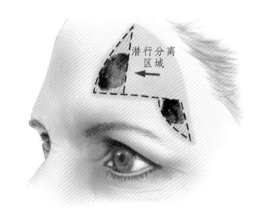

图 2.3B　可用于修复的大部分松弛组织位于前额或太阳穴上。就其本身而言,较大的内侧缺损很可能常用推进皮瓣修复,以从横向获取额外的组织,避免交叉到眉毛(侧–侧修复时可能出现)。该皮瓣的设计使三锥体的切除融入第二个手术缺损中。

推进皮瓣

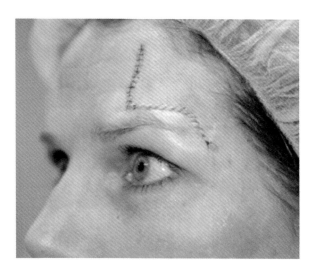

图 2.3C 推进皮瓣缝合到位。通过从外侧获取组织,眉毛位置保持不变。

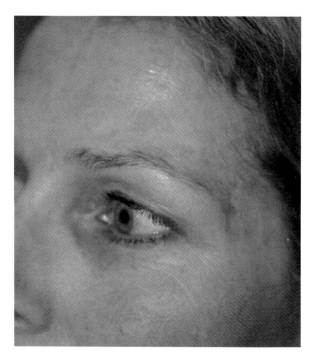

图 2.3D 最终愈合效果。

旋转皮瓣　2.4

旋转皮瓣在某些情况下可能对面部重建有用,特别是在颊部、鼻部和头皮上。与转位皮瓣相比,旋转皮瓣可以更好地在更有利的位置设计切口线,以修复更大的缺损或游离边缘附近的缺损或解剖标志(例如,在美学单位连接处的位置,RSTL)。在皮瓣的设计中要考虑的关键因素包括皮瓣的长度、弧度以及旋转方向等。

旋转皮瓣重新分布部分或全部的闭合张力,从原发性手术缺损到位于旋转皮瓣长度的继发性缺损。一般来说,较长的皮瓣会造成更窄且容易关闭的继发缺损。

当皮瓣旋转进入手术缺损时,关闭伤口的方向也随之发生改变。旋转越大,关闭创口时的张力重新定向就越大。大多数旋转皮瓣的旋转弧度小于 90°。较大的旋转弧度允许更大的运动,但有可能产生不利于初级皮瓣运动的二次张力。同时,随着皮瓣旋转进入手术缺损区,由于牵拉作用皮瓣会缩短,但可以通过进一步拉伸皮瓣长度、增加旋转弧度或加大皮瓣(皮瓣始于手术缺损位置)等予以补偿。

最后,为了尽量减少皮瓣前缘的回拉或残余张力。除了在皮瓣远心端回切或切除"狗耳"状组织外,还需要广泛地潜行分离皮瓣和周围组织(图 2.4A~D)。就像一个较大的旋转圆弧,回切可以减少对于皮瓣的限制,利于其移动,但可能会伤及血管蒂,并且回切切口时也可能对皮瓣运动产生影响。笔者倾向于在蒂外侧进行三锥体的切除,其不会危及血管蒂或产生不良的二次张力。本文中的几个旋转皮瓣均使用了广泛的潜行分离和切除"狗耳"状组织来帮助皮瓣移动(参见第 3.7、4.5 和 5.5 节)。

总而言之,在旋转皮瓣的设计和制备中,建议做一个长而缓的弧形切口,并在皮瓣及周围组织下做广泛潜行剥离,在皮瓣的远端切除"狗耳"状组织或回切。尝试把切口(以及可能产生的"狗耳"状切除)放置在美学单位的连接处并缝合,充分利用闭合张力的重新定向优势(参见第 3.7 节和第 4.5 节)。

旋转皮瓣

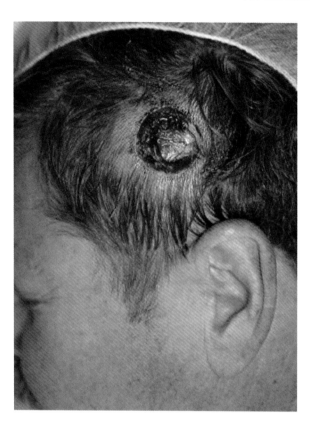

图 2.4A　左侧颞部头皮的手术缺损。

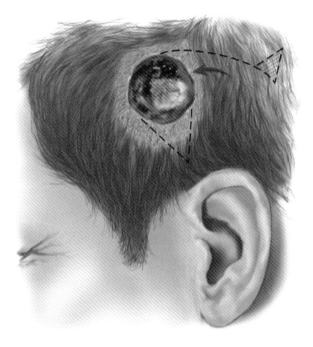

图 2.4B　旋转皮瓣的设计。在该示例中，旋转弧度小于90°。设计弧形切口、切除一个三锥体或在远端切口合并一个回切。皮肤沿毛囊生长方向切开，减少毛囊的横切面，近似于含毛发皮肤。皮瓣和周围皮肤广泛剥离，皮瓣在旋转点切除后缝合到位。头皮皮瓣应用 3-0 Polyglactin 910 缝合线固定，创口边缘应用 4-0 或 5-0 聚丙烯缝合线经皮连续缝合（皮肤缝合保持一定高度或位于皮肤浅表，以减少对毛囊的创伤）。最初的皮下缝合应将皮瓣固定在手术缺损内（即首先利用旋转皮瓣关闭手术缺损），接着再关闭二次缺损和三锥体切除的位置。

旋转皮瓣

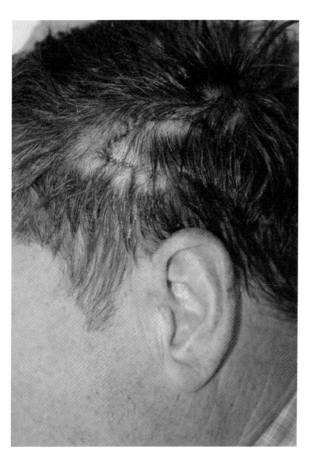

图 2.4C　术后即刻效果。

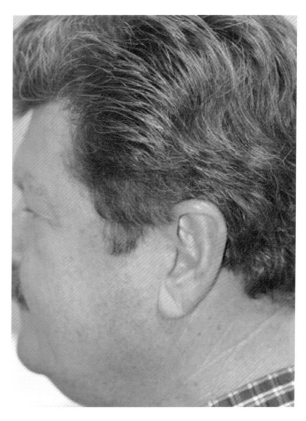

图 2.4D　最终愈合效果。

2.5 转位皮瓣

　　转位皮瓣是通过中间组织的移动关闭手术缺损。因此,这一类型的皮瓣能够最大限度地将张力从原发性手术缺损进行转移,并应用于游离边缘和解剖标志(例如,鼻翼边缘和鼻尖)周围。与推进皮瓣和旋转皮瓣相比,转位皮瓣往往更小,切口线更多,更难以放置在美学单位的交界处或皮纹和沟纹内。转位皮瓣包括菱形转位皮瓣、双叶转位皮瓣和鼻唇转位皮瓣(图2.5A~D)。

　　对于转位皮瓣的一个关键建议是:永远首先关闭二次缺损! 皮瓣供体部位与手术缺损之间的中间组织有助于将张力从手术缺损转移,因此,将皮瓣转置到手术缺损处并开始在那里缝合是没有意义的。适当地先关闭二次缺损,转位皮瓣基本上就自然"落入"手术缺损区,减轻了潜在的二次张力(参见第5.4节和第5.8~5.10节)。

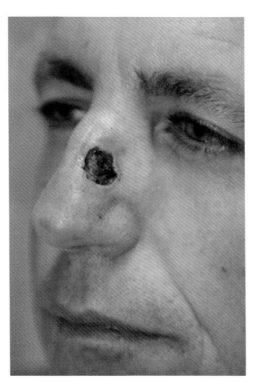

图2.5A　鼻侧壁的手术缺损。大部分疏松组织位于鼻部的近端。如果手术缺损更靠后(即更接近颊部),则另一个供体部位将是颊部内侧,并且可以考虑应用来自颊部的皮瓣(例如,推进皮瓣)。

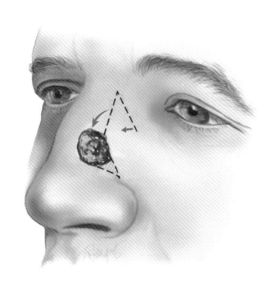

图2.5B　菱形转位皮瓣的设计。考虑可利用松弛皮肤的位置(本例为近侧的鼻侧壁),然后考虑二次缺损闭合的方向,以避免不利的张力。皮瓣应足够大以填充缺损,皮瓣尖端远约为60°。如有必要,可以修剪皮瓣和(或)缺损以确保紧密贴合,可以在旋转点(转位)切除一个三锥体,但应避免切入皮瓣的蒂部。

转位皮瓣

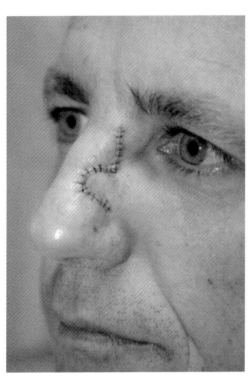

图 2.5C　菱形转位皮瓣缝合到位。二次缺损的闭合避免了解剖标志(如内眦)和游离边缘(如眼睑缘)的偏移。在远离皮瓣蒂的方向切除三锥体。

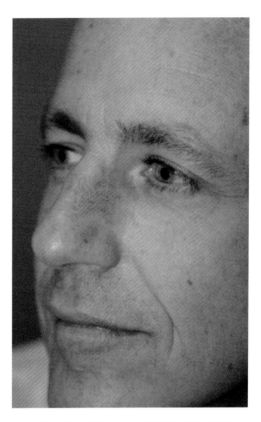

图 2.5D　最终愈合效果。新血管的发育是正常伤口愈合的一部分,但有时会导致愈合皮瓣上或周围出现新的或额外的毛细血管扩张。这种情况可以很容易地利用脉冲染料激光去除,这是用于治疗其他毛细血管扩张、血管瘤和血管胎记的方法。

2.6 岛状推进皮瓣

　　岛状推进皮瓣以前称为岛状皮瓣,但它们的设计不符合目前所谓岛状皮瓣的特点。基本上,岛状推进皮瓣是没有皮肤连接的推进皮瓣,是一个由皮肤和皮下组织组成的孤岛,血供仅来自皮下蒂,不恒定。由于没有皮肤连接,它们比标准的推进皮瓣有更好的移动性(图 2.6A~D)。

　　岛状推进皮瓣大多设计为三角形,带一个深面的位于中心的皮下蒂。随机型血供来自垂直方向的穿支血管,蒂必须在其前缘和后缘以及侧边进行分离,以在保持其血液供应的同时充分游离皮瓣。线性或曲线三角形的皮瓣最适合使至少一个长边的三角形隐藏在皮纹或沟纹内或两个美学单位或亚单位的交界处。在像鼻翼缘、前颊和鼻翼褶皱等部位,岛状推进皮瓣可能是一个很好的选择,因为那里有足够的组织用于皮下蒂的制备(参见第 3.3、3.4、5.3 和 6.4 节)。

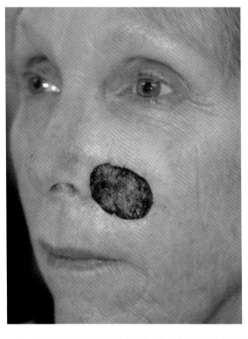

图 2.6A　累及鼻翼、颊部内侧和鼻翼后部的手术缺损。缺损累及不同的美学单位(鼻和颊部),而鼻翼为解剖标志,在鼻、颊部和唇部的交界处。

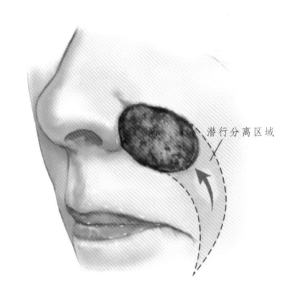

潜行分离区域

图 2.6B　修复设计。颊部内侧和鼻翼底部用岛状推进瓣修复。三角皮瓣的下部长边沿着鼻唇沟下部经口腔连合。在充分游离之后,皮瓣被推进至手术缺损区,切口的一部分落入了鼻唇沟的外部,重建了鼻翼部缺损的下方。皮瓣止于鼻翼内侧缘。第二个美学单位的手术缺损最好再次进行修复(主要是因为它位于鼻与鼻翼相接的凹陷区域)。

岛状推进皮瓣

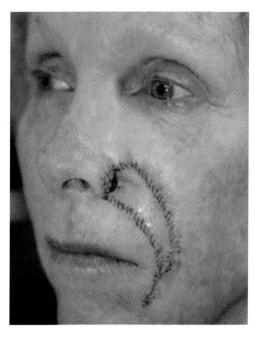

图 2.6C　术后即刻效果。鼻翼缘和颊部内侧用岛状推进皮瓣修复,鼻翼后部用一个小的全厚皮片修复(供体部位:从皮瓣尾部切除的一小部分)。皮片和皮瓣的前缘向下固定在创面上,之间小的中间组织可以通过二期愈合修复。这有助于重建这个位置复杂的解剖结构。

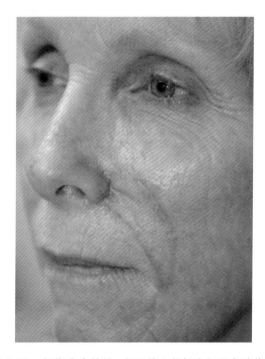

图 2.6D　短期愈合效果。切口线上的轻度红斑会随着时间的推移而消退,但该区域的凸起和凹陷得到了较好的重建。

2.7 皮片移植

　　无论是全厚皮片还是中厚皮片,都可用于面部重建。虽然重建深度的能力不佳,但它们可以为浅表伤口提供美学重建(图2.7A~C)。与二期愈合相比,皮片移植减少了瘢痕挛缩,因此其可作为与游离边缘或解剖标志相邻的表面缺损的首选修复方法,尤其是在平坦或凹陷区域(如鼻翼褶皱、内眦或外眦;参见第5.6节和第8.6节)。同时,由于它们不能很好地重建深度伤口,所以对于更复杂的伤口(如深度缺损)来说就不太实用。一个例外的情况是,在某些时候,患者或外科医师可能都想要避免产生额外的切口,如局部皮瓣的设计和完成就会产生额外切口。在这种情况下,特别是患者不能接受额外的切口和瘢痕时,即使是局部皮瓣能够提供更好的颜色、质地和厚度的匹配度,并可能更好地重建深度,但对于这些患者来说,移植可能是更好的选择。

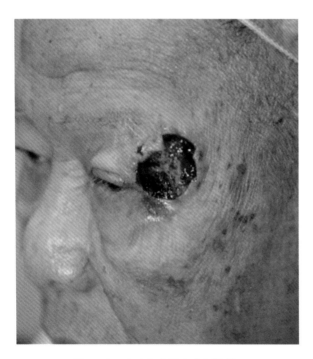

图 2.7A 上睑和太阳穴外侧缺损。

皮片移植

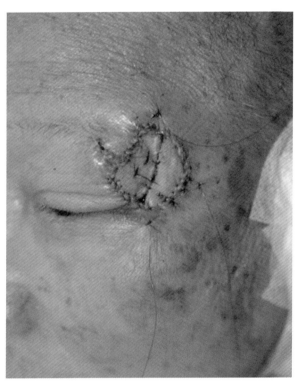

图 2.7B　全厚皮片移植缝合到位。开窗和定位缝合有助于减少瓣下积液,防止移植物从伤口床分离。聚丙烯缝合线有利于敷料的固定,有助于提高皮片的存活率。

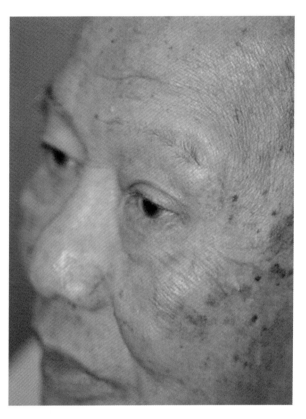

图 2.7C　最终愈合效果。使用全厚皮片移植可以最大限度减少瘢痕挛缩,避免瘢痕牵拉眼睑。此外,皮片移植修复避免了潜在的可能使皮瓣重建复杂化的二次张力的风险。

2.8 延迟或分期插入皮瓣

当局部皮瓣或皮片移植不足以达到美学效果和功能效果时，分期或延迟插入皮瓣是一种有效的替代方案。这种皮瓣的历史可以追溯到公元前 700 年的印度，在那里，一位名为 Koomas 的陶艺家描述了用颊部插入皮瓣修复鼻部的创伤性损伤，并随后描述了取自前额的第二个皮瓣，这两个分期的皮瓣成为早期的复杂重建手术的范例(参见本书前面的蜡模型照片)。

插入皮瓣是一种转位皮瓣，需要第二阶段进行血管蒂的离断和嵌入(图 2.8A~D)。在第一阶段，通常从前额或颊部完成供体组织的制备，然后由中间的组织转移到手术缺损部位，并对位缝合。皮瓣蒂内的血管维持着供体组织的血液供应，直到缺损周围的组织形成的血管进入皮瓣。此时(通常在手术后的 3~4 周)，血管蒂被切断并嵌入，同期可进行皮瓣的削薄和修剪以形成更好的外形(参见第 5.11、5.12、6.12 和 7.9 节)。

基本上，当局部组织量不足以重建手术缺损时，分期插入皮瓣优于局部随机皮瓣，它能够避免形变或皮瓣损伤。在鼻近端 2/3 处仅有有限的组织可用来修复鼻远端 1/3 处的缺损。因此，对于这个区域内直径大于 1.5 ~ 2.0cm 的缺损，或是全层鼻尖或鼻翼缺损，由于没有足够的局部组织可以借用和完成修复，分期插入皮瓣是一个好的选择。分期插入皮瓣，如前额正中皮瓣，是一种适合鼻远端较深甚至洞穿性缺损的全厚皮片修复方式。由于有可靠而强劲的血液供应，插入皮瓣在用于重建支架结构的软骨移植时特别有用。

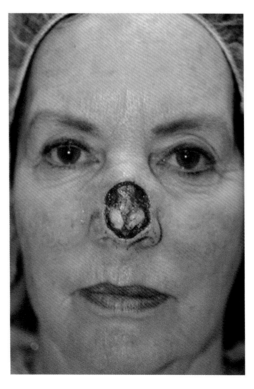

图 2.8A　由鼻尖、鼻尖上区、鼻背延伸至软骨的大的手术缺损。

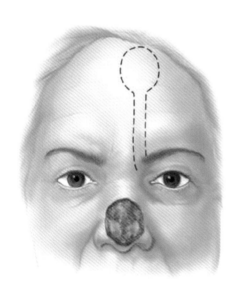

图 2.8B　前额正中皮瓣的设计。根据手术缺损设计合适大小的皮瓣。必要时可扩大缺损，将切口线和后续瘢痕放置在美学单位或亚单位的连接处。覆盖缺损的皮瓣非常薄，只有少量皮下脂肪。皮瓣蒂要厚得多，包括滑车上动脉和其他分支，以提供充足的血供。

延迟或分期插入皮瓣

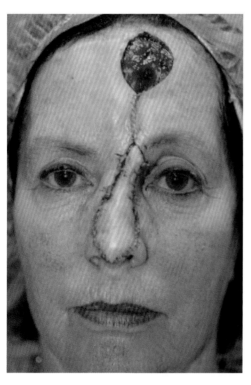

图 2.8C　前额正中皮瓣缝合到位。额部残留的缺损是浅表的,靠近发际线,可以进行二期愈合。

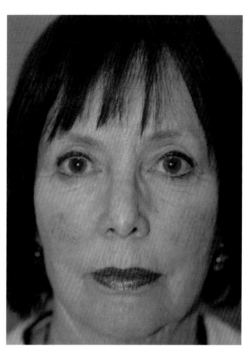

图 2.8D　最终愈合效果。皮瓣能很好地修复鼻部较大和较深的缺损,同时切口线和供体部位愈合良好且隐蔽。

　　总结一下,有很多方法可以进行手术缺损修复。每个缺损都不尽相同,其位置、大小、深度、接近边缘和解剖标志的程度各异。每位患者也不相同,有不同的美容要求、医学共存疾病,以及对额外的切口线和分期手术的耐受性。修复的"诀窍"或技巧就是将这些因素结合起来,为特定患者在特定位置的特定缺损提供最佳的修复。记住,对于如何修复缺损,通常没有固定答案,但是对于特定的情况,可能有最佳的选择。

（蒲玉梅　韩生伟　译）

想要与同读本书的读者交流分享?

微信扫码,根据对话指引,加入本书读者交流群。

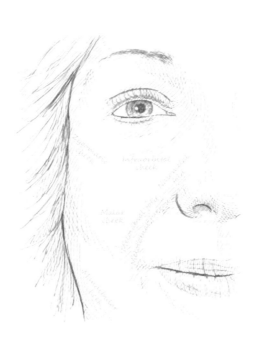

　　与其他美学单位相比,颊部提供了大量可用的邻近疏松组织。因此,许多手术造成的组织缺损,包括那些不能通过局部皮瓣修复的缺损,都能够以侧–侧缝合的方式进行修复。在颊部,移植和二期愈合并非很好的选择。在设计修复时,应尽可能沿 RSTL 进行缝合,并且尽可能避免与其他相邻美学单位(例如,眼睑、口角轴)的游离边缘产生偏移。

3.1 颊部内侧:侧–侧缝合修复

　　颊部内侧的手术缺损常常可以通过侧–侧缝合或复杂的线性缝合进行修复(图 3.1A~I)。这一部位修复重建的关键是将切口线放置于 RSTL 之内,或者置于美学单位或亚单位的交界处(参见图 1.1)。另一个关键是,颊部大部分区域并不是平坦的表面。一些区域可能是平坦的,但邻近区域是凸面的或凹面的。因此,为了避免产生永久性的赘余组织或锥形凸起,对位缝合切口线必须延长,长宽比较通常的 3:1 更大(图 3.1D~I)。此外,在老年患者中,松弛皮肤张力线可能较为明显,但对于年轻患者,可能需在"预期"的或可以预见的 RSTL 处缝合伤口。如果手术缺损邻近或者位于两个美学单位间的界线内(例如,在颊部和鼻部之间或在颊部和唇部之间),则可以轻松地沿着该方向缝合伤口。

　　对于颊部其他部位的手术缺损,侧–侧缝合也是一个很好的选择。如图 3.1 中所示患者的颊部缺损较大,并且缺损位于面颊眶下中部(图 3.1G)。沿 RSTL 行对位缝合时,伤口内外侧的组织都足够松弛,从而可以避免产生可能使下眼睑偏移的二次张力。突出于眶缘的赘余组织或锥形组织可以行三锥体切除,但应沿着下眼睑的皱纹和 RSTL 的切口线略微改变切口方向。将低于手术缺损平面的赘余组织也沿着 RSTL 一并切除(图 3.1H)。因此,应用 S 形成形术缝合伤口将有助于改变张力的方向并将切口线隐藏于颊部和下眼睑自然弯曲的张力线中。通过遵循每个特定美学单位的 RSTL 方向并避免对下眼睑的张力,可以将切口线和瘢痕隐藏得很好(图 3.1I)。

颊部内侧：侧-侧缝合修复

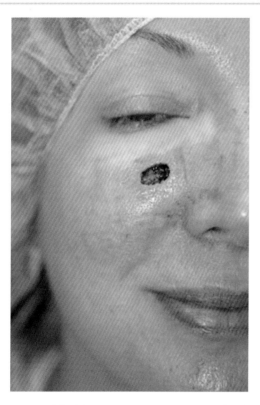

图 3.1A　右颊内侧眶下区 1.2cm×0.8cm 的手术缺损。

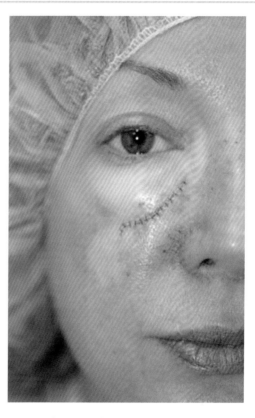

图 3.1B　沿着松弛皮肤张力线以侧-侧缝合的方式闭合伤口。

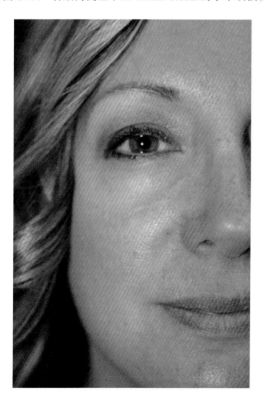

图 3.1C　最终愈合效果。

颊部内侧:侧−侧缝合修复

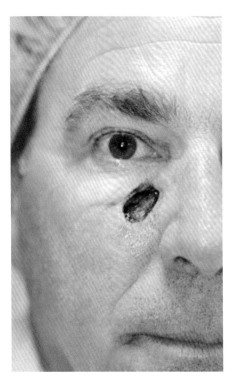

图 3.1D 右颊内侧眶下区较大的手术缺损。

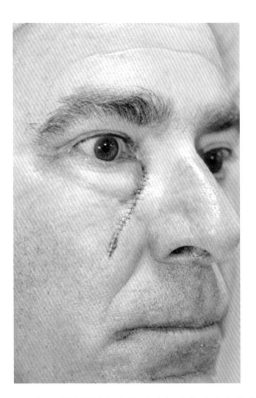

图 3.1E 在两个美学单位交界处及松弛皮肤张力线内闭合伤口。应用多重、均匀、简单的间断缝合可以使患者在术后期间感觉到手术是精心进行的,同时会期望手术效果会很好。

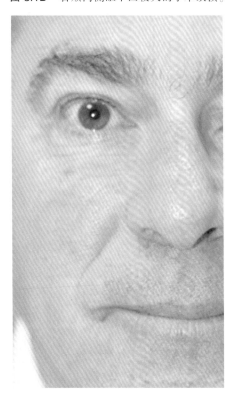

图 3.1F 愈合后短期的外观。

颊部内侧:侧-侧缝合修复

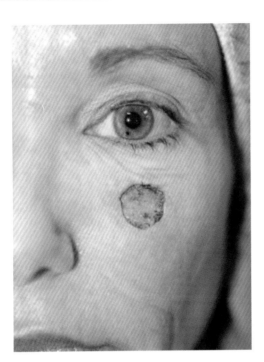

图 3.1G 年轻患者颊部眶下区中部在手术切除恶性雀斑样痣(原位黑色素瘤)后有一 1.9cm×1.7cm 的缺损。

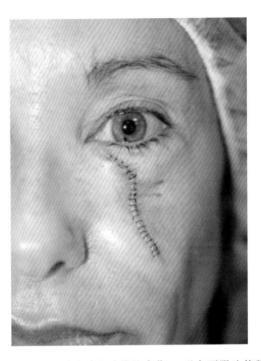

图 3.1H 沿松弛皮肤张力线缝合伤口,避免下眼睑偏移。皮肤上的龙胆紫标记应与缺损对侧的标记 (现已洗掉)相吻合,以确保垂直于眼睑边缘闭合伤口,并且避免了下眼睑上其他方向的二次张力。在眶缘处或眶缘上方缺损处向上切除的三锥体应沿着眼睑的 RSTL 走行,而缺损处向下切除的三锥体应沿着颊部的 RSTL 走行。

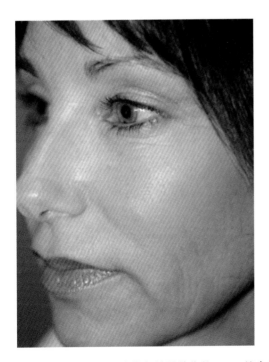

图 3.1I 愈合效果显示沿着特定美学单位的 RSTL 缝合的益处。

颊部内侧:侧-侧缝合修复

关键点

- 面颊上的小缺损到中等大小的缺损常常可以沿着皮纹内的 RSTL 或在美学单位的交界处以侧-侧缝合的方式进行修复。
- 颊部的凸面和凹面上,切口线可能需要延长或联合 S 形成形术以避免切口端的组织赘余。
- 在没有明显皱纹的年轻患者中,可沿着预期的皱纹方向(即预期在以后会产生的皱纹)闭合伤口。

颊部内侧:推进皮瓣　**3.2**

一名 51 岁的男性在行 Mohs 手术切除基底细胞癌后,左鼻旁的面颊留下了一个相对较大的缺损(图 3.2A)。该缺损位于左鼻旁面颊部,大体上位于面颊和鼻部美学单位之间的交界处(如鼻唇沟)。眼睑和鼻附近明显缺乏可借用的松弛组织。因此,可以考虑从颊部外侧(例如,推进皮瓣)或颊部下方(例如,旋转或岛状推进皮瓣)借用组织。在这种情况下,外侧有足够的组织以推进皮瓣的方式进行修复。这种缺损的优势在于它位于眼睑和颊部美学单位的交界处,切口线位置良好(记住,美学单位或亚单位交界处的切口线往往比跨越美学单位或亚单位的切口线更加隐蔽)。将切口延长到颊部颧骨处,在此处切除三锥体组织以促进皮瓣的推进,而三锥体的切口大致位于眶周皱纹生长的方向(图 3.2B)。为了充分移动该皮瓣,需要在表皮浅层下的平面内切除足够的组织。当皮瓣向内侧推进时,最重要的是缝线的移动和入针方向不能使下眼睑向下牵拉(注意:切口方向应沿着眶缘和颧弓的侧缘略微上升)。最后,当皮瓣被推进至相应位置并缝合时,手术切口的下方会产生立锥体组织或"狗耳"状组织。沿着颊部内侧切除该折叠组织并置入鼻唇沟中,但不要破坏位于面颊、鼻和上唇之间的小三角形鼻槛区域。短期结果(图 3.2C)表明这些切口能被完美隐藏,且粉红色的瘢痕会在短期内消退(无论有无脉冲染料激光的辅助)。

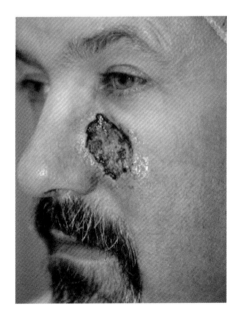

图 3.2A　位于鼻唇沟(鼻-颊)处或鼻旁颊部的相对较大的缺损。相邻的松弛组织要么位于外侧,要么位于下方。在以下方为基础的修复中,如旋转皮瓣,可能由于二次张力和重力具有较高的睑外翻风险。

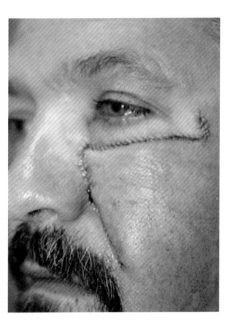

图 3.2B　推进皮瓣拉拢了外侧组织,并使切口保持于眼睑和颊部的交界处。在该切口的远侧进行三锥体切除,能够帮助移动皮瓣。当向内侧推进皮瓣并将其缝合时,进行立锥体或三锥体切除可产生向下的手术缺损。我们对该缺损进行了切除和修复,使切口置于鼻唇沟内,避免对鼻翼、颊部内侧和上唇(即鼻槛)之间的小三角形组织产生影响。

颊部内侧:推进皮瓣

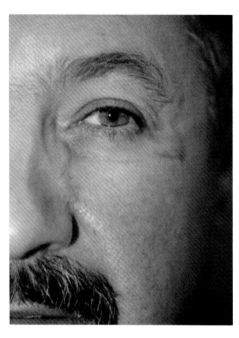

图3.2C　短期愈合效果。仍有轻微的粉色瘢痕,这将在术后3~9个月内消退。血管激光器,如脉冲染料激光器,可通过增加最近手术部位的血流量加速红血丝的消退。

关键点

▓ 与侧–侧缝合相比,推进皮瓣需要的松弛组织更少。

▓ 在这种情况下,切口线沿着面颊和下眼睑之间的连接处向外并从颊部外侧获取组织。

▓ 皮瓣的推进和缝合必须是水平的,且必须避免下眼睑的二次张力。

▓ 在推进皮瓣时,手术缺损下方会形成立锥体组织或"狗耳"状组织。沿着面颊和鼻之间的美学单位交界处的切口将其切除,并使切口最终位于鼻唇沟内。

颊部内侧:岛状推进皮瓣　3.3

在该位置,就像之前的病例一样,松弛的软组织位于面颊外侧或下方(图 3.3A)。然而,该区域的修复还涉及两个其他因素:①缺损的长轴几乎是水平的;②缺损的边界紧邻面颊与上唇的交界。由于长轴沿着水平方向延伸,因此来自面颊外侧的推进皮瓣(参见第 3.2 节)或来自面颊外下部的旋转皮瓣必须要跨过更长的距离以关闭缺损,并需要避免下眼睑受到张力。此外,来自面颊外侧或面颊下外部的推进皮瓣或旋转皮瓣会经过美学单位中部,因此修复后的创口会更加明显(即不在美学单位的交界处)。我们利用了缺损紧邻颊唇边缘且缺损处有松弛组织的优势,设计了一个岛状推进皮瓣将组织推入手术缺损中(图 3.3B)。该皮瓣以前被称为岛蒂皮瓣,没有任何皮肤附着,因此较传统的推进皮瓣活动度更为良好。在这里可以使用转位皮瓣(例如,菱形或双叶形),但转位皮瓣易产生更多且不易隐藏在美学单位交界处或 RSTL 内的成角切口,因此更推荐应用岛状推进皮瓣。尽管并非所有的切口都能位于 RSTL 内或美容单位交界处,但三角形的两条长边中的一条能够很好地隐藏在鼻唇沟中,另一条边则可沿着与RSTL 大致相同的方向(图 3.3C)。

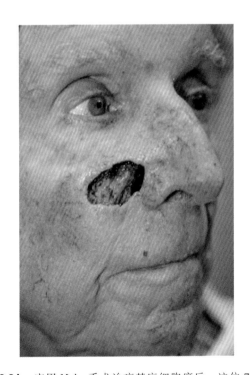

图 3.3A　应用 Mohs 手术治疗基底细胞癌后,这位 77 岁男性患者的右颊内侧留下了一块 3.2cm×2.2cm 的缺损。缺损的长轴几乎是水平的,且缺损位于眶缘(眼睑和面颊美学单位之间的交界处)下方,使得从面颊外侧或面颊外下部切取推进皮瓣或旋转皮瓣更成问题。

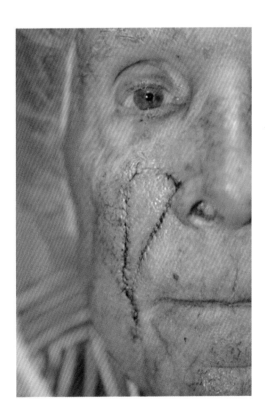

图 3.3B　使用岛状推进皮瓣修复缺损,使三角形的一边置于鼻唇沟内。三角形应该是较长的并逐渐变细,以避免面颊和嘴唇之间突然的过渡。

颊部内侧：岛状推进皮瓣

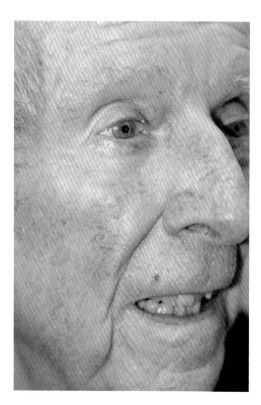

图 3.3C 最终愈合效果。三角形瓣的其中一个长边在鼻唇沟内；另一个长边大致朝着松弛皮肤张力线方向延长，较好地隐藏了最终的切口和瘢痕。

关键点

- 最好将三角形的岛状推进皮瓣至少一条长边置于皱纹内、沟纹内或美学单位交界处。
- 在这个病例中，岛状推进皮瓣可能有助于限制手术缺损处或其附近的切口线，而旋转皮瓣或转位皮瓣可能会产生与皮瓣切口或三锥体切除相关的附加线。
- 仔细地切除并保留皮下的蒂有助于提高皮瓣的活动度(参见第 3.6 节和第 6.4 节)。

鼻唇沟:岛状推进皮瓣　3.4

　　与之前的病例相比,这种位于鼻颊部交界处(鼻唇沟)的手术缺损位置更靠上(图 3.4A)。如第 3.2 节中所述,这里可以使用推进皮瓣,但是这种特殊的缺损更多地延伸到了鼻侧壁上,所以应当考虑一种不会跨越美学单位交界的皮瓣。可以选择拉拢鼻唇沟凸起部位的疏松组织构成局部皮瓣作为替代的修复方式。相反,第 3.2 节中的病例则难以用岛状推进皮瓣修复(需要横跨更长的距离且要向上推进胡须的位置)。无论如何,该患者的鼻唇沟附近凸起与面颊内侧的缺损下方有相对丰富的松弛组织,可以使至少一条长的切口线沿着颊内侧隐藏在鼻唇沟内。该方法的关键点是,当把皮瓣向上推进到手术缺损区域时,直接向内侧缝合皮瓣(图 3.4B)。换句话说,就是避免直接拉动皮瓣。二次张力可以下拉下眼睑的内眦。相反,为了避免内眦的偏移,应当移动皮瓣,维持其基底部广泛的血管蒂,并将其向上和向内推进(图 3.4C)。

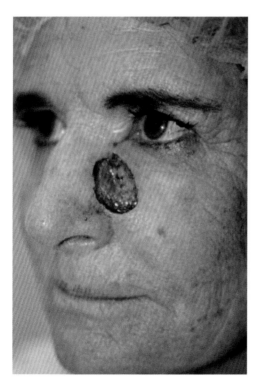

图 3.4A　应用 Mohs 手术治疗基底细胞癌后,该女性患者的左侧鼻唇沟留下了一块 2.5cm×2.0cm 的缺损。

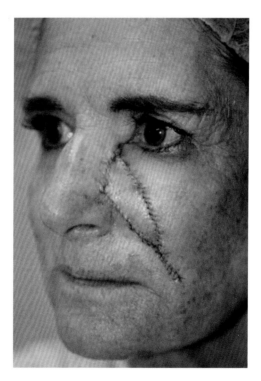

图 3.4B　岛状推进皮瓣利用面颊内部的组织修复手术缺损。向上和向内推进皮瓣并将其缝合到位,这样使得二次张力不会将内眦向下拉。岛状推进皮瓣可能会在一定程度上凹陷,但在这个区域,皮瓣的凸起部与鼻唇沟的自然凸面相似。

鼻唇沟:岛状推进皮瓣

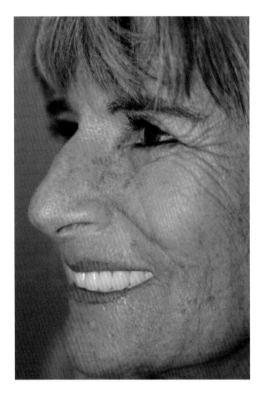

图 3.4C   最终愈合效果。切口被完美隐藏。

关键点

▨ 颊部鼻唇沟凸起内手术缺损下方有足够的松弛组织。

▨ 在该病例中,三角形岛状推进皮瓣的一条长边被置于美学单位交界处或鼻唇沟内。

▨ 推进皮瓣的方向不仅要向上,还应当向内,以避免内眦或下眼睑受到二次张力。

眶下区的颊部：推进皮瓣　3.5

在下面这个更年轻患者的病例中，松弛或丰富的组织主要位于缺损的外侧或下方。该患者的手术缺损比第 3.1 节中的第三名患者的缺损要大，且对位缝合修复不是一个行之有效的办法(图 3.5A)。缺损下方的转位皮瓣或旋转皮瓣可能会使眼睑有被向下牵拉的风险，从而造成睑外翻。这种修复方式对于可能已经存在一定程度老年性睑外翻的患者不太适用。为避免产生可能影响下眼睑的二次张力，设计了一个上切口线位于眶缘侧上方的推进皮瓣(图 3.5B)。在切口的最远点切除三锥体组织，三锥体切口的位置沿着眶周皱皮纹的方向。当皮瓣推进至切除颧面部的缺损时产生了三锥体或立锥体组织，并使切口落在 RSTL 内(即辅助笑线的位置)。其中的一个关键点是要从面侧部获取足够的组织，尽可能借助这种松弛的组织，并将切口线置于美学单位的交界处或松弛皮肤张力线和皱纹内(图 3.5C)。如果缺损较大或者外侧空间不足，可以设计一个旋转皮瓣，从颊部的外侧或下方收集组织；然而，皮瓣的设计应该使得缝合线位于缺损的侧缘或上方；从而任何二次张力的方向(向回拉)都是向外侧的而不是向下的(参见第 3.7 节)。

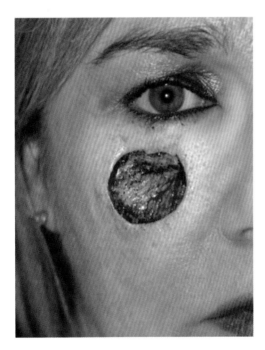

图 3.5A　该眶下或颧面部的手术缺损位于单个美学单位(面颊)内，它的上部边缘位于面颊和眼睑美学单位的交界处。

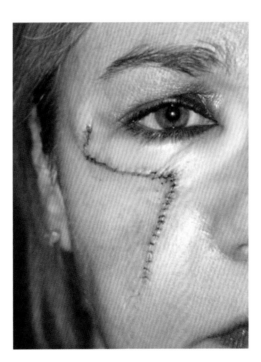

图 3.5B　切取推进皮瓣，使切口保持在两个美学单位的交界处。从切口远端进行三锥体切除以松解或移动皮瓣。该三锥体切口应位于眶周皱纹内以更好地隐藏所产生的瘢痕。出于同样的理由，应将位于手术缺损下方的三锥体或立锥体组织置于预期的松弛皮肤张力线内。

眶下区的颊部:推进皮瓣

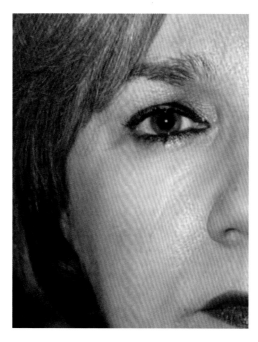

图 3.5C　愈合效果。

关键点

▦ 在该病例中,面颊部外侧能够获取足够多的组织以形成推进皮瓣。如果组织量不足,可从面颊外侧或下方设计旋转皮瓣(参见第 3.7 节)。

▦ 将切口线放置在眼睑和面颊美学单位的交界处有助于隐藏瘢痕。有时,可轻微扩大缺损范围,以便切口线的方向可沿美学单位交界处的方向。

▦ 将皮瓣推进至缺损处时必须避免下眼睑受到张力。

▦ 缺损下方移除的三锥体组织要放置于 RSTL 内。

耳前颊部：岛状推进皮瓣和推进皮瓣　3.6

第一个缺损位于耳前颊部的无毛发区域(图 3.6A)。可以从手术切口下方获得足够的松弛组织形成岛状推进皮瓣或推进皮瓣。利用岛状推进皮瓣在无毛发区域进行修复，并将岛状推进皮瓣的两个长切口完美地隐藏在耳屏的褶皱处和鬓角后缘(图 3.6B,C)。推进皮瓣(见本部分第二个病例)将产生一个三锥体组织，这需要切除手术缺损的前端。

岛状推进皮瓣的关键在于应将其三角形两条长边中的至少一条置于 RSTL 内或美学单位或亚单位的交界处。在该病例中，皮瓣的一边位于耳屏前的褶皱内或邻近处，另一侧位于鬓角和无毛发皮肤的交界处。三角形皮瓣顶端围绕耳垂基部逐渐变细。必须充分移动皮瓣，同时保留皮下血管蒂。从三角形底边(皮瓣的边缘)开始分离，以防止皮瓣在向前推进时形成拱起。分离三角形瓣的顶点，以避免皮瓣被束缚。在检查皮瓣移动程度时，从侧面、底边和顶点继续进行额外的钝性分离及仔细的锐性剥离。皮瓣的末端应有足够的活动度，以便使皮瓣在推进及缝合至缺损处时受到的张力最小，并使血管蒂在皮瓣内保持健康。第一层缝合线通常是可吸收的，使用埋线垂直褶式缝合将皮瓣基部与缺损上缘紧密结合；第二层同样使用可吸收缝线，通过埋线缝合将皮瓣与二次切口缝合。用不可吸收的缝线连续缝合或用一系列简单的间断缝合使表皮紧密结合并外翻，而三角形皮瓣尖端的部位应使用半埋线式水平褶式缝合(末端缝合)来固定。

耳前颊部：岛状推进皮瓣和推进皮瓣

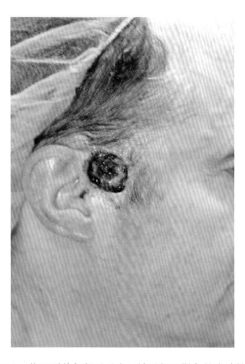

图 3.6A　位于耳前颊部无毛发区域后部至鬓角的皮肤缺损。

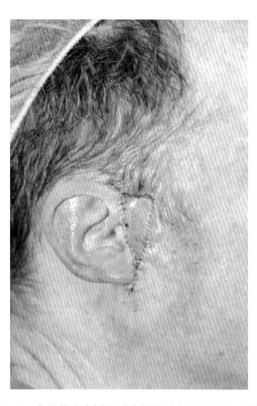

图 3.6B　岛状推进皮瓣从手术缺损下方获取组织，并使修复和切口局限于这个小区域内。

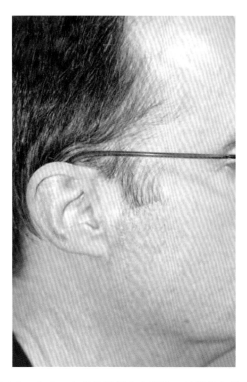

图 3.6C　术后 2 个月的短期愈合情况。轻微粉红的瘢痕将逐渐消退。

耳前颊部：岛状推进皮瓣和推进皮瓣

　　第二个缺损的大小为 3.5cm×2.9cm，位于耳前颊部的鬓角内（图 3.6D）。与第一例病例类似，备用的松弛组织位于手术缺损下方，但与第一个缺损相比，这个缺损更大且位置更靠前，可能更难隐藏三角形岛状皮瓣的长边切口。因此设计了一个带有宽血管蒂的推进皮瓣进行修复（图 3.6E，F）。通过向上推进组织，使鬓角和胡须保持连续，且不会中断或改变毛发生长方向。回顾一下，对于这种特殊的手术缺损，更好的选择可能是在更后方进一步延长或扩大缺损，以便切口可以直接置于耳屏前褶皱内以进一步隐藏切口线（使图 3.6F 与 3.6E 的图解更相符）。切口在耳垂下方，并且在耳垂后切除三锥体组织。当皮瓣推进至手术缺损区域时，用 M 形成形术切除颞颊部形成的立锥体组织（图 3.6E，F）。M 形成形术减小了三锥体切口的前部范围，M 形成形术的分支切口可能类似于眶周皱纹（图 3.6G）。

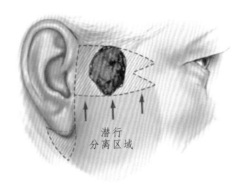

图 3.6E　切口位于耳前颊部，并向下延伸超过耳垂。潜行分离必须继续超过皮瓣的下方以获取松弛的组织进行修复。在耳垂后面切除三锥体组织，以便皮瓣并隐藏切口。（注意：带有虚线标记的区域表示被切除或丢弃以完成修复的组织）。M 形成形术可以切除立锥式组织，但会减小切口前部的范围。

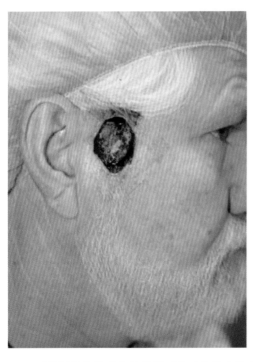

图 3.6D　耳前颊部上的手术缺损需要有毛发的皮肤进行修复。松弛皮肤主要位于手术缺损之下。

耳前颊部:岛状推进皮瓣和推进皮瓣

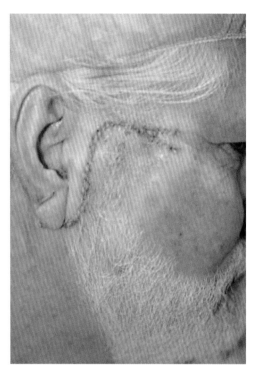

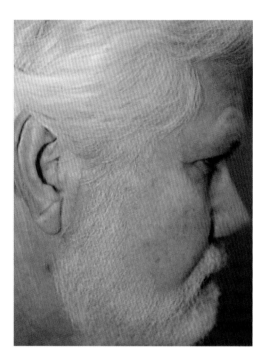

图 3.6G　短期愈合效果。

图 3.6F　推进皮瓣收集了手术缺损部位下方的组织,并保持了鬓角和胡须的连续性。

关键点

■ 在三角形皮瓣至少一条边可以隐藏在 RSTL 内或美学单位或亚单位交界处的情况下,岛状推进皮瓣不失为一种好的选择。在第一个病例中,切口的一条长边被隐藏在耳前褶皱内,另一条边被隐藏在鬓角后缘。

■ 如果没有皮肤连接,岛状推进皮瓣更易移动,但这种操作需要在破坏和保留血管蒂之间进行仔细的平衡。

■ 在第二个病例中,推进皮瓣收集手术缺损下方的组织,使切口可以置于耳屏前的褶皱内,并避免了胡须生长方向改变的潜在可能(如转位皮瓣可能发生的结果)。

■ 在皮瓣的远侧切除三锥体以促进推进皮瓣的移动,并且将三锥体切口置于耳垂的下后方以更好地隐藏瘢痕。

■ 对于推进皮瓣,在缺损前方行 M 形成形术可以缩短立锥体或三锥体组织切除的长度,并将 M 形成形术的分支线置于眶周皱纹附近。

颧颊部:旋转皮瓣　3.7

第 3.7 节中的病例展示了位于眶下外侧或颧颊部的典型旋转皮瓣。在本病例中,应用 Mohs 手术治疗恶性雀斑样痣(因日晒而慢性受损皮肤上的原位黑色素瘤)后形成了手术缺损(图 3.7A)。旋转皮瓣的切口设计是从颧骨上方向上弯曲,至太阳穴上方,而后向下弯曲至耳前或耳屏前面颊部的褶皱处,止于切除了三锥体组织的耳垂下方(图 3.7B)。旋转瓣的弧度是过大的,从而能弥补皮瓣的缩短,但这可能会导致不利的二次张力(如下眼睑的偏移)和皮瓣末端处可能发生的局部缺血。广泛潜行分离整个皮瓣,皮瓣首先被推进或旋转向上至太阳穴和颧弓,在此处可通过深筋膜或骨膜缝合固定皮瓣(图 3.7C)。然后,将剩余的皮瓣继续向内侧旋转到手术缺损处,在该位置缝合到位(图 3.7D)。通过先向上固定皮瓣,然后重新将其翻转或旋转至手术缺损处,下眼睑几乎不会受到张力(图 3.7D)。较大的旋转皮瓣基本上被分解成两个较小的旋转皮瓣,从而避免产生皮瓣因旋转而缩短的影响,此外还避免了在耳前颊部附近二次缝合缺损的影响,即潜在的不良二次张力会阻碍皮瓣的移动性。这与大多数其他较短的旋转皮瓣或推进皮瓣不同,在用皮瓣闭合二次缺损前先将其定位缝合至手术缺损区。然而,对于旋转弧度大于 90°的旋转皮瓣,此设计有助于确保皮瓣修复成功并可避免解剖标志和边缘的扭曲。在 RSTL 内的切口内切除手术缺损下方的立锥体或三锥体组织。

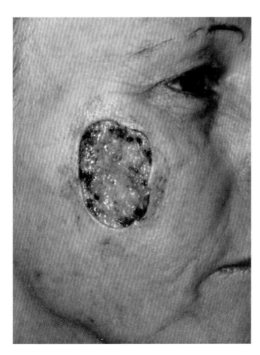

图 3.7A　切除恶性雀斑样痣(原位黑色素瘤)后产生的术后缺损。

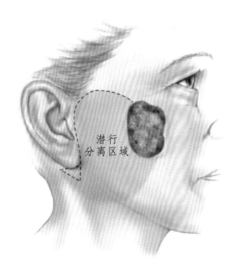

潜行
分离区域

图 3.7B　设计旋转皮瓣以修复颊部缺损。类似于眼睑修复的 Mustarde 皮瓣设计,皮瓣开始向上超过颧骨至太阳穴,然后弓状前行至耳前颊部,进入耳屏前的褶皱内。切口越过耳垂,在此处切除三锥体组织(斜线标记代表三锥体切除的组织)。

颧颊部：旋转皮瓣

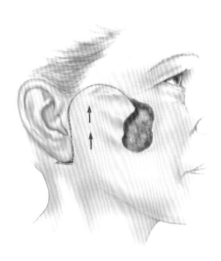

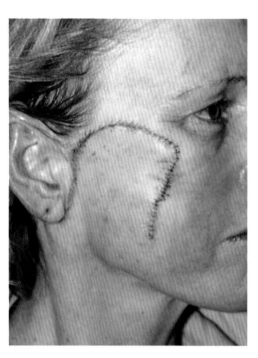

图 3.7C　在某些情况下，将这种旋转皮瓣分为两个较小的旋转皮瓣处理时效果最佳。首先，皮瓣从下方或下颌颊部(松弛皮肤储备处)向上移动至颧弓上方，皮瓣的高点固定在下面的颧骨骨膜上。这在手术缺损的上方提供了更多的松弛组织。之后，皮瓣向前和稍下方移动，以使下眼睑不会受到张力。

图 3.7D　将皮瓣缝合到位。在松弛皮肤张力线内缺损下方切除三锥体组织。

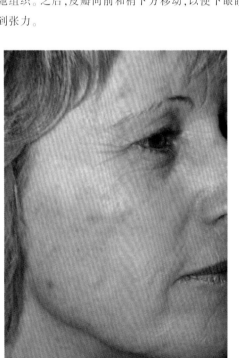

图 3.7E　愈合效果。切口已经进行了轻度磨皮(瘢痕磨削)，随着时间的推移，红斑将消退，色素沉着将变得与患者颊部周围的皮肤更相似。

颧颊部:旋转皮瓣

关键点

■ 旋转皮瓣从颊部侧面和下面获取组织,以修复眶下或颧颊部较大的缺损。

■ 皮瓣切口自缺损的上后缘开始,以弓状方式前行,首先在颧骨上方延伸至太阳穴,然后在耳屏前颊部向下弯曲。

■ 该皮瓣并非围绕中心点旋转,其最佳移动方式是朝两个方向移动:首先,在颧骨上方弓形向上,然后弓形向前或向下至缺损处并避免外眦或下眼睑受到张力。

3.8　下颊部:菱形转位皮瓣和双叶转位皮瓣

对于下颊部过大而无法进行对位缝合修复的缺损,转位皮瓣为重建修复提供了一个很好的选择(图3.8A)。与眶下或颧颊部的缺损(参见第 3.7 节)不同,旋转皮瓣对于这种下颊部的缺损并不是一个好的选择,因为旋转皮瓣大范围的弧形切口不能置于两个美学单位的交界处。在此转位皮瓣可能是更好的选择,原因有两个:①可以更好地重新定位二次张力的方向;②即使转位皮瓣的切口不规则或不连续,但也比与 RSTL 方向相对的长弧形切口更佳。虽然第二点仍存在一些争议,但美学单位(如面颊)上不连续的切口可能没有与 RSTL 或美学单位交界处垂直(而非平行)的长弧形切口那么明显。

皮肤癌术后的多数缺损不是长菱形,而是圆形或椭圆形的。与其将缺损转化为更大的菱形,不如将相同原理的修复手段用于重建该类典型的缺损。实际上,圆形或椭圆形缺损在修复设计上提供了更大的灵活性,可以调整皮瓣的原位置点和切口以利于从最佳位置获取松弛组织,并将切口置于 RSTL 方向上。

该病例中相邻的松弛组织来自后(侧)下方。源于手术缺损上方的皮瓣可能会产生影响下眼睑或外眦的风险。源于手术缺损下方的皮瓣有时会穿过下颌颊部,并且在切口或皮瓣越过下颌时产生胡须生长方向改变及产生肥厚性瘢痕的风险。相反,设计的菱形转位皮瓣主要在手术缺损的外侧或后侧获取组织。皮瓣的设计和切取都是为了从松弛组织最丰富且伤及邻近区游离边缘和解剖标志风险最小的区域移动组织。皮瓣切缘的长度约等于或略大于缺损的直径,且皮瓣两边的夹角应≤60°(图 3.8B)。最后,将皮瓣定位使得二次缺损的闭合大致落在 RSTL 的方向上。一旦二次缺损闭合且已将皮瓣转位,则会在皮瓣的旋转点处形成一个小的三锥体,切除三锥体以避免影响蒂的血液供应(图 3.8C,D)。

下颊部：菱形转位皮瓣和双叶转位皮瓣

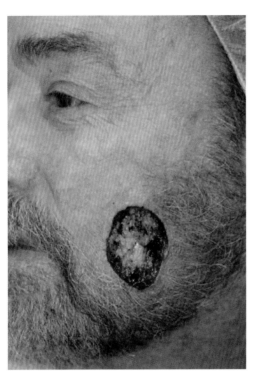

图 3.8A　Mohs 手术治疗恶性雀斑样痣(原位黑色素瘤)后，左下颊部产生了一个大小为 3.9cm×3.6cm 的手术缺损。

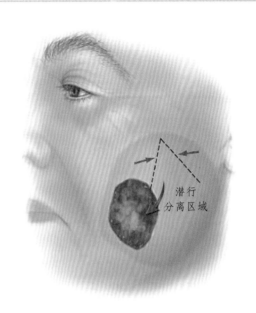

图 3.8B　设计菱形转位皮瓣需从面颊后方获取组织。在组织最丰富、二次张力方向影响最小以及能在 RSTL 内缝合的区域选择切口线的起点和皮瓣位置。

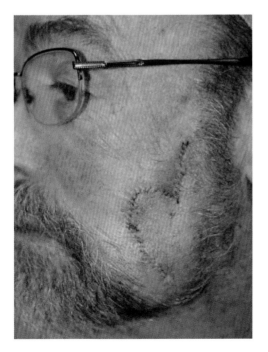

图 3.8C　将菱形转位皮瓣缝合到位。从皮瓣的旋转点切除小的三锥体组织，避免其横切入血管蒂。

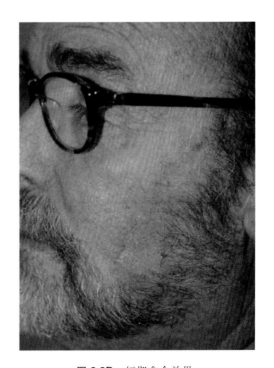

图 3.8D　短期愈合效果。

下颊部:菱形转位皮瓣和双叶转位皮瓣

在第二个切除皮肤癌的病例中，剩余的松弛组织位于缺损的下方，主要是在下颌下的颊部和颈部(图3.8E)。与第一个病例不同,该缺损太大以至于无法以菱形转位皮瓣的方式从外侧收集足够的组织。除了全厚皮片移植外,还有旋转皮瓣和双叶转位皮瓣可供修复选择,这两种皮瓣都要穿过下颌颊部。旋转皮瓣可以将初期缺损上的张力重新定位,而转位皮瓣能够使更多的张力被重新定位。因此,在游离边缘和解剖标志附近使用转位皮瓣更佳。如前所述,权衡是否使用转位皮瓣,需要考虑与旋转皮瓣相比,转位皮瓣的切口线可能是多重的,且不容易置于皱纹或美学单位的交界处。总而言之,为了尽可能多地移动皮瓣并最大限度地减少初期缺损附近可能引起缝合线扭曲的二次张力,可考虑转位皮瓣。对位于美学单位交界处或附近的区域,需要最大限度减少更明显的切口线,可考虑长弧线的旋转皮瓣。

在第二个病例中,为了尽量减少手术缺损周围的二次张力,且考虑到大的旋转皮瓣会留下穿过面颊RSTL的切口(参见第5.4节中关于双叶转位皮瓣的设计),我们设计了一个较大的双叶转位皮瓣。尽管如此,在闭合三级缺损且将皮瓣转位到缺损区域缝合后,下眼睑仍受到较大的张力。因此,加入一个小的全厚皮片(取自三锥体切除术)以减小这种张力(图3.8F)。最终结果显示愈合良好,而不会扭曲下眼睑,并且随着患者使用少量化妆品,转位皮瓣产生的大部分切口线甚至可以更好地隐藏起来(图3.8G)。

关键点

▓ 转位皮瓣,如菱形或双叶转位皮瓣,能够更好地重新定位手术缺损处的张力。

▓ 在该位置,菱形和双叶转位皮瓣的设计与其他位置(如鼻部和耳廓后方)相似。设计从有足够松弛组织的区域获取组织,避免游离边缘或解剖标志上受到张力(参见第5.1节和第5.4节)。

▓ 在第二个病例中,在关闭三级缺损及皮瓣转位后,下眼睑受到了过度的张力。从三锥体切除术中获得了一个小的全厚皮片,并将其缝合到手术缺损处,以使游离边缘上的张力最小化。如果所要进行的缺损闭合会对游离边缘或解剖标志产生永久性的后果,请在计划中进行调整。

下颊部：菱形转位皮瓣和双叶转位皮瓣

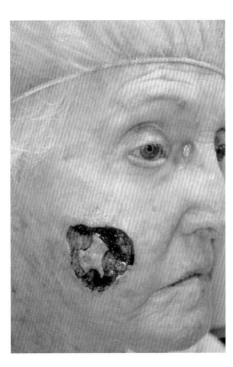

图 3.8E　Mohs 三期手术切除了三个相邻的鳞状细胞癌后产生的手术缺损，大小约为 4.0cm×3.9cm，且在缺损中间留下了一个非常小的正常岛状组织。（注意：内眦缺损是先前非黑素瘤皮肤癌放疗后缓慢愈合的伤口。手术矫正尚未完成。）

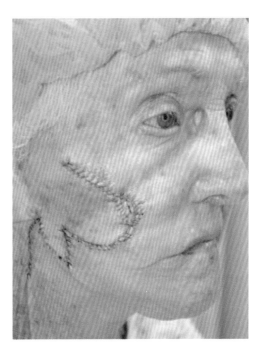

图 3.8F　用双叶转位皮瓣和一个小的全厚皮片进行修复。皮瓣从下颌下颈部向上转移组织。当闭合三级缺损且将皮瓣转位至手术缺损时，下眼睑和内眦仍然受到张力。为了解决这个问题，使用从三锥体切除术获取的小的全厚皮片来减轻张力和改变张力的方向。

（陈力　李威　译）

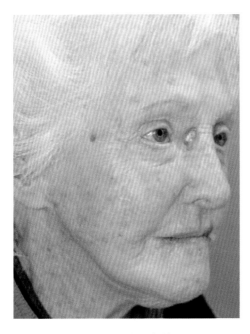

图 3.8G　最终愈合效果。

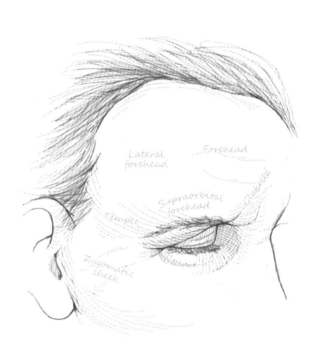

    前额和颞部构成了面部的很大一部分，但是这两个相邻的美学单位之间有很大的不同。前额为凸起结构，富有皮脂腺，无弹性的皮肤覆盖在额肌之上。除了前额中央和颞部边缘外侧外，RSTL的走行方向与水平额纹的方向一致。另一方面，颞部为凹面结构，其上覆的皮肤更薄，与下方颞肌筋膜的结合更少，因此更具有活动性。颞部也是面部重建的"危险区域"之一：面神经颞支位于此处浅表位置。外科医生在这一区域使用手术刀或剪刀时应该特别小心，因为神经从颧弓的皮下脂肪延伸到前额外侧的下端。颞部RSTL的走行与眶周皱纹的方向一致，呈放射状。

4.1 内侧、外侧和眶上部的前额：侧-侧缝合

　　前额上较小的缺损可以应用侧-侧缝合的方式修复。闭合方向的长轴(即 RSTL)根据确切的位置而发生变化。由于前额中部的额肌比较稀疏和相对薄弱，所以该处的缺损通常最容易在垂直方向上闭合(图 4.1A~C)。

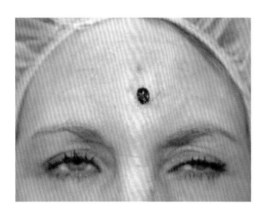

图 4.1A　该女性患者应用 Mohs 手术切除小的基底细胞癌后，在前额内侧有一大小为 0.9cm×0.7cm 的缺损。

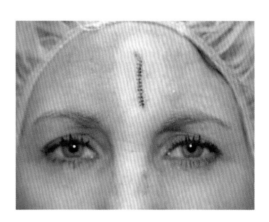

图 4.1B　闭合是在垂直方向上完成的，因为前额中央处的额肌比较稀疏，伤口在垂直方向上更容易闭合(即沿着 RSTL 的方向)。

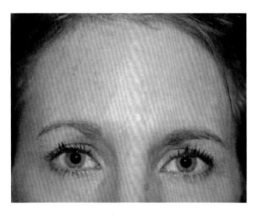

图 4.1C　愈合效果。

内侧、外侧和眶上部的前额：侧-侧缝合

在额肌末端的外侧前额，RSTL 是混合性的。对于许多缺损来说，首选在额颞融合点方向上闭合缺损，特别是如果在非垂直方向上闭合缺损，可能会在像眉毛这些游离边缘产生扭曲（图 4.1D~F）。

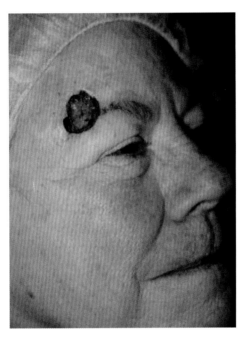

图 4.1D　缺损在右侧眶上前额外侧，大小约 2.3cm×1.7cm。

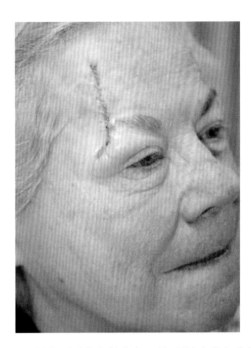

图 4.1E　沿额颞融合点的方向以侧-侧缝合的方式闭合缺损。额肌在这一点处结束，RSTL 在这一区域混合性更强。

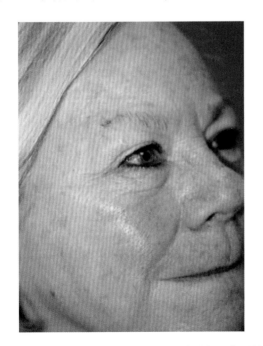

图 4.1F　最终愈合效果。在该方向上闭合缺损避免了眉毛向外侧偏移。

内侧、外侧和眶上部的前额：侧-侧缝合

如果缺口在左侧或右侧前额中央区域，这一区域的额肌最厚，可以沿着与 RSTL 方向相同的水平额纹方向闭合缺损(图 4.1G~I)。如果缺损宽度达到 1.0cm，可以直接闭合，无须做向上偏离眉毛的延长切口。如果缺损离眉毛很远(即更向上)或者对于一些老年患者来说，可以应用侧-侧缝合闭合缺损，而无须长期抬高眉毛。

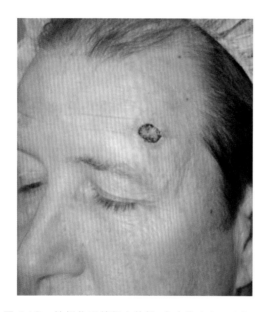

图 4.1G　缺损位于前额左外侧，大小为 1.4cm×1.0cm。

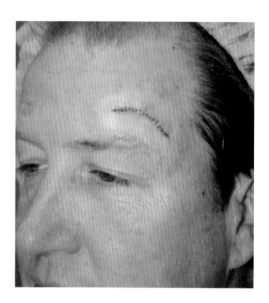

图 4.1H　沿 RSTL 在水平额纹的方向闭合缺损。缺损在垂直方向的高度约为 1cm(即椭圆的宽度)，可以不用长期抬高眉毛而闭合缺损，特别是老年患者和手术缺损位于前额比较靠上位置的患者(即不是直接与眉毛相邻的部位)尤为适合。

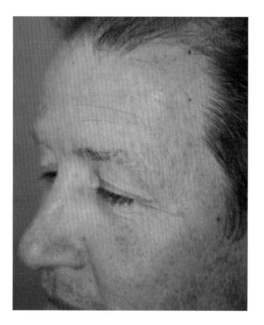

图 4.1I　愈合效果。

内侧、外侧和眶上部的前额：侧-侧缝合

关键点

■ 前额小的缺损可以应用侧-侧缝合的方式闭合，闭合方向取决于缺损位置。中央前额上的 RSTL 较不明确，但通常这个位置的缺损在垂直方向上最容易闭合。外侧前额缺损可在水平方向上闭合，但如果靠近额颞融合点，则可以选择垂直方向的闭合。如果缺损在左侧或右侧前额中间区域，可沿水平方向的额纹闭合缺损，这样眉毛不会被长期抬高(通常缺损大小≤1cm)。

4.2 前额(眉毛):推进皮瓣

对于任何手术缺损来说,我们首先会问:"缺失了什么(图 4.2A)?"这一问题的答案会表明哪些重建方法将会是成功的。如果眉毛的毛发区域缺失,成功修复这一缺损的唯一方法就是用毛发组织替换或恢复眉毛中心。因此,前额皮片或局部皮瓣提供的并不是所需的组织。下一个问题:"你打算在哪里寻找修复缺损的组织?"答案是:最优的选择是同侧眉毛,无论是内侧还是外侧还是外侧的缺损。眉毛中心在面部中央具有对称性,因此这个结构的任何改动都立即可见,这既是因为它处在中心位置,又因为改动后它与对侧眉毛相比会造成不对称性。所以更好的选择是从外侧的眉毛获取修复组织,那里的改动痕迹不太明显。因此,对于"如何将组织移到需要的部位"这个问题,最好的答案是推进皮瓣或岛状推进皮瓣。这两种选择都能使外侧眉毛向内侧推进,填补手术缺损,使眉毛连续。在下面的病例中,我们选择了一个推进皮瓣以减少"活板门"的可能性(像岛状推进皮瓣可能出现的那样),并维持毛发组织皮瓣的皮肤连接(可能有更好的血管供应)。第二点可能还存在一些争议,因为岛状推进皮瓣移动性很强并且有一个强大的血管蒂;然而,皮瓣移动得越远,可能需要松解的蒂就越大,因此动脉血供的风险也就越大。不管怎样,我们设计了一个推进皮瓣来重建缺损(图 4.2B)。下切口正好位于眉毛的下方,延伸到上眼睑的外侧,在那里切除了一块三锥体组织,以促进皮瓣的推进,并沿眶周皱纹方向下降。经钝性潜行广泛分离及适当的点电干燥止血后,将皮瓣推进,用可吸收缝线以垂直褥式方法埋线缝合。这样就形成了一个高于眉毛的三锥体或立锥体组织,沿垂直方向将其切除。眉毛的横向缩短几乎注意不到,但保持眉毛的连续性是修复效果如此之好的主要原因(图 4.2C)。

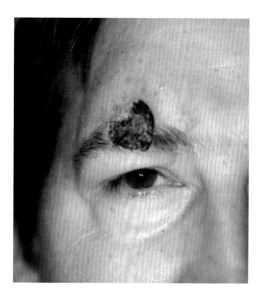

图 4.2A 该男性患者应用 Mohs 手术切除基底细胞癌(主要涉及眉毛中部)后留下了一块中等大小的缺损。

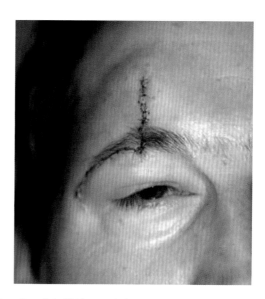

图 4.2B 我们设计了一个推进皮瓣来重建眉毛。切口就在眉毛下方,继续延伸到上眼睑的外侧,在那里切除了一块三锥体组织。当皮瓣向缺损推进并缝合后,在手术缺损的前额上部还切除了一个三锥体或立锥体组织。

前额(眉毛)：推进皮瓣

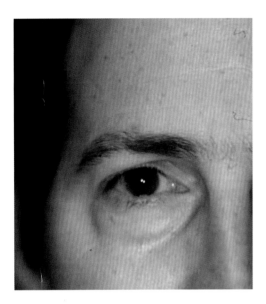

图 4.2C　愈合的美容结果显示眉毛连续，大部分瘢痕隐藏得很好。

关键点

■ 仔细评估缺损和修复方案有助于在以下两种最佳方案中选择其中一种修复缺损：推进皮瓣和岛状推进皮瓣，这两种方式都要在眉毛外侧获取毛发生长的组织。

■ 皮瓣内侧的推进有助于保持面部中央的对称和平衡。

■ 广泛地潜行分离皮瓣并在切口远端切除一个三锥体组织有利于皮瓣向缺损推进。

■ 当皮瓣推进入手术缺损时，会形成一个立锥体或"狗耳"状组织，这时要把位于前额上的立锥体组织切除。

4.3　前额侧面：推进皮瓣

　　这个位置大多数邻近松弛组织位于手术切口的外侧(图4.3A)。此外,通过获取横向组织,可以使眉毛的扭曲或抬高最小化,这是最容易被遗漏的游离边缘。推进皮瓣不能为缺损获取大量的组织,但通过适当的移动,可以利用足够的横向组织来闭合这样大小的缺损(图4.3B)。这里的一个建议是把水平切口线置于水平前额额纹之内或紧邻水平额纹的部位。通过这样的方式,手术瘢痕的很大一部分可以很好地隐藏在前额(图4.3C)。这个切口的远端部分(在这里切除了一个三锥体)位于前额和颞部的交界处。这样做有两个目的:一是增加皮瓣的移动性(因为潜行分离延伸到颞部),二是在两个美学单位的交界处可以更好地隐藏瘢痕。在皮瓣被推进并缝合到位后,会在缺口处形成一个三锥体或"狗耳"状组织,这一组织可以很容易在垂直方向上切除。

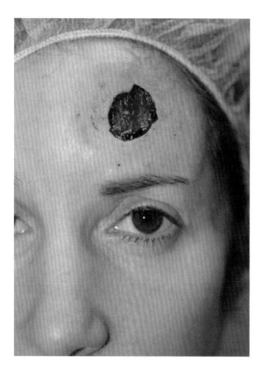

图4.3A　位于左侧前额的手术缺损,大小为2.3cm×1.9cm。

前额侧面：推进皮瓣

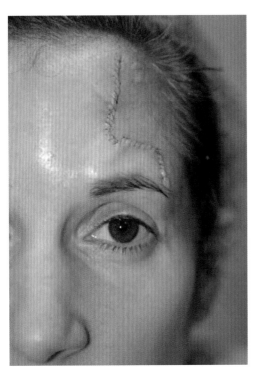

图 4.3B　推进皮瓣从前额外侧移动松弛组织，避免了眉毛的偏移，并隐藏了大部分切口线。

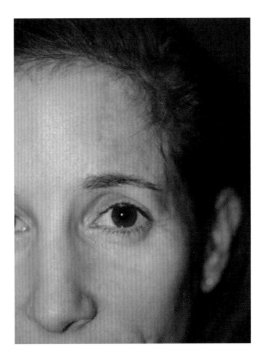

图 4.3C　短期愈合效果显示沿切口线还存在轻微的粉红色，但其他方面愈合良好。

关键点

- 对于特别大的缺损来说，相比侧–侧缝合修复，通过推进皮瓣修复闭合缺损可能更容易。这是因为与侧–侧缝合相比，推进皮瓣可能会获取少量额外的松弛组织。
- 向内侧推进皮瓣，避免眉部张力。
- 皮瓣切口沿着水平额纹外侧方向，在前额和颞部交界处切除一个"狗耳"状组织。

4.4 前额侧面(眉毛):全厚皮片移植

下面这例年轻女性患者在皮肤癌手术中切除了眉毛的外侧部分(图4.4A)。如第4.2节中所指出的,应避免内侧眉毛向外侧移动。在重建内侧眉的过程中,虽然眉毛中央或眉毛外侧向内侧移动都是可以接受的,但内侧眉毛的外侧移动结果不美观。眉毛内侧或外侧移动的区别在于,前者会改变面部中央,改变对称的中央解剖标志,使面部中央不对称。对于这例特殊的患者(她希望避免由于局部皮瓣产生额外的瘢痕),最好的选择是全厚皮片移植(图4.4B)。从颞部取出的菱形转位皮瓣可以很容易地获取足够的组织来填充缺损,但也会产生额外的切口线和瘢痕,还有可能会改变眉毛的位置。患者对手术结果非常满意,选择用眉笔来巧妙处理最终结果(图4.4C)。

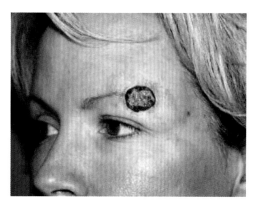

图4.4A 眉毛外侧的手术缺损。患者希望避免任何可能造成额外瘢痕或可能改变眉毛位置的操作。

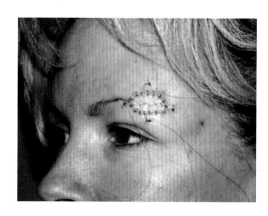

图4.4B 用全厚皮片移植进行修复(供体部位在耳前颊部,切口线位于耳屏前褶皱处)。虽然5-0快速吸收的肠线缝合效果也很好,但移植皮片最终选用6-0聚丙烯缝合线缝合。移植物中心的两处定位缝线用来使移植物与创面贴合,移植物外部的四处缝线用来固定敷料。

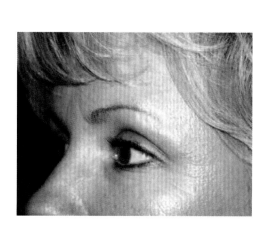

图4.4C 愈合效果(患者用眉笔画出剩余的眉毛外形)。

前额侧面(眉毛):全厚皮片移植

关键点

▦ 保持面部对称性,特别是面部中央的对称性,避免解剖标志的破坏或使成对的结构不对称。

▦ 倾听你的患者,从中发现什么对他们最重要。

▦ 在合适的条件下,全厚皮片移植可以达到很好的美容效果。

4.5　前额侧面：O 到 Z 旋转皮瓣

这一手术缺损位于额部上外侧，大小约 3.8cm×3.4cm（图 4.5A）。对于这一缺损（因为它很大且靠近发际线，而不是靠近像眉毛或眼睑这样的游离边缘），考虑应用的修复选择是二期愈合。如前所述，二期愈合可以提供很好的美容效果，特别是对于颞部、耳部（如耳甲腔）、眼睑（如内眦）和鼻部（如鼻翼褶皱的表面缺损）的凹面缺损。尽管这个缺损是凸面而不是凹面，但也需要考虑二期愈合，特别是对于那些较大的缺损或不太重要部位的缺损（这个部位可被患者的头发部分隐藏）。修复的第二个选择是移植物，但是在这个病例中，移植物修复和二期愈合之间最终美容结果的差异可能并不显著。最后一个选择是局部皮瓣修复。局部皮瓣能提供更快的愈合且可利用邻近的组织，使颜色、纹理、厚度和光损伤程度与缺损的组织相似。这里的问题是在重建缺损的同时避免外侧眉毛或外眦的偏移，并尽量隐藏一些切口线和瘢痕。综合这些原因，我们选择了双侧旋转皮瓣（图 4.5B）。

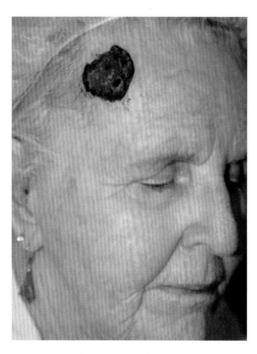

图 4.5A　Mohs 手术切除非黑色素瘤后，前额上外侧留有一个 3.8cm×3.4cm 的缺损。

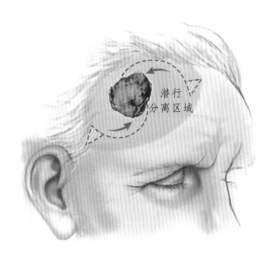

图 4.5B　我们设计了一种 O 到 Z 旋转皮瓣以修复缺损，沿皮瓣的两个侧边将大部分闭合张力重新定向。注意：两个皮瓣必须广泛潜行分离，并且需要切除两个三锥体组织，以促进两个皮瓣的旋转和缺损的闭合（斜线代表切除的三锥体）。类似的皮瓣也可用于头皮缺损的重建。

前额侧面：O 到 Z 旋转皮瓣

双侧旋转皮瓣在手术缺损的不同侧重新分布二次张力。在 O 到 Z 变形镜像皮瓣中，皮瓣向中央旋转，从缺损的对侧获取松弛组织。充分的潜行分离联合三锥体的切除，再加上对可用的松弛组织进行了解，有助于设计和充分调动这些皮瓣。与大多数推进皮瓣和旋转皮瓣一样（但与转位皮瓣不同），首先要用缝线将推进皮瓣或旋转皮瓣固定至手术缺损处（图 4.5C）。在此之后，再闭合三锥体和二次缺损。上面的弧形切口可以沿发际线隐藏得很好，皮瓣的双侧移动和大面积的继发缺损张力的重新分布避免了长期的眉毛和眼睑的变形（图 4.5D）。

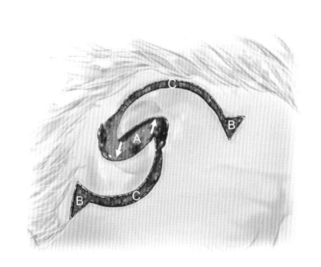

图 4.5C 手术缺损和继发缺损的闭合顺序可以使皮瓣的修复更容易，并且可以确保缝合位置的正确性。首先，皮瓣应旋转到手术缺损处并缝合到位（A）。接下来，三锥体缺损（B）的闭合缩小了继发缺损的大小，以利于最后的闭合（三锥体的设计应使闭合不会扭曲游离边缘或解剖标志，并能使切口很好地隐藏起来）。最后，闭合继发缺损（C）。

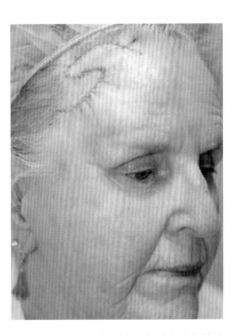

图 4.5D 两个相反的旋转皮瓣缝合到位后的外观。闭合张力不是存在于两个皮瓣汇合的部位，而是沿着两个皮瓣的长边分布。

前额侧面：O 到 Z 旋转皮瓣

关键点

■ O 到 Z 双侧旋转皮瓣在头皮上最常用。在那里，头发会隐藏 Z 形瘢痕，但在其他情况下，这种修复张力的设计和再分配可能会有利于缺损的形状和（或）位置。

■ 双侧旋转皮瓣在手术缺损的对侧重新分布二次张力，对缺损本身和缺损的位置有一定的适应性。

■ 与转移皮瓣不同，在向中心旋转后，首先要用缝线将皮瓣固定在一起。接下来，切除两个三锥体所造成的缺损应予以闭合，最后沿皮瓣边缘闭合二次缺损。

前额中部：双侧推进皮瓣　4.6

　　这例老年女性患者应用 Mohs 显微外科手术切除恶性雀斑样痣(原位黑色素瘤)后产生了一块手术缺损,该手术缺损位于前额中部,大小为 3.0cm×3.0cm(图 4.6A,B)。该缺损太大而不能应用侧-侧缝合修复,同时缺损也太深不能进行全厚皮片移植,但对于太大而不能应用局部皮瓣修复的缺损来说,移植通常是一种可行的替代方法。幸运的是,与年轻的患者相比,老年患者可提供更松弛的组织来进行修复。在这种情况下,大部分松弛的组织都位于手术缺损的侧面。此外,老年患者的皱纹和沟纹丰富,为放置和隐藏切口线和由此产生的瘢痕提供了更多的空间。

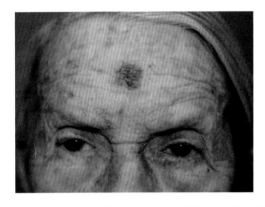

图 4.6A　老年女性患者前额的恶性雀斑样痣(长期日光损伤导致的原位黑色素瘤)。

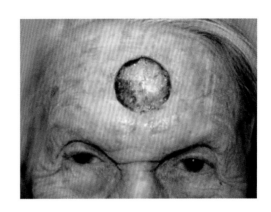

图 4.6B　应用 Mohs 手术切除(应用免疫标记)恶性雀斑样痣后的手术缺损。

前额中部:双侧推进皮瓣

双侧推进皮瓣比单侧推进皮瓣能获取更多的组织,同时也平衡了手术缺损两侧的供区部位。这位患者的水平切口沿着前额的水平额纹,在这两个切口的远端切除三锥体,以促进皮瓣向中心移动。潜行分离到深层皮下脂肪的水平,皮瓣向中央推进,使用隐藏的垂直褥式方式进行缝合(例如,使用4-0 Polyglactin 910缝合线,一种可吸收的外科缝合材料)。随后,在垂直方向上利用M形成形术切除手术伤口上的立锥体或三锥体(图4.6C,D)。M形成形术可最大限度地减少三锥体切除的长度,避免了额前发际线的交叉。

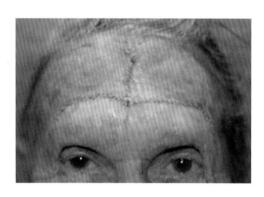

图4.6C 双侧推进皮瓣重建中央前额。在前额和颞部的交界处进行切开,并在这个位置双侧各切除一个三锥体,以促进皮瓣向中央推进。在手术缺损处固定皮瓣后,利用M形成形术切除手术缺损上的立锥体或三锥体,以避免切口延伸至发际线。

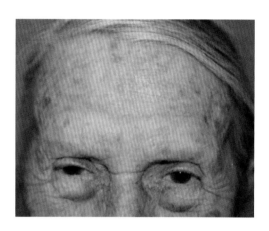

图4.6D 愈合后的美容效果。最长的切口线和瘢痕位于水平前额额纹内,有助于隐藏最后的瘢痕。

关键点

■ 双侧推进皮瓣比单侧推进皮瓣更有利于平衡缺损两侧的供区部位,对位于中线的缺损,这可能有助于保持面部对称。

■ 切口应尽可能放置在前额的水平额纹线内。

■ 在切口末端切除三锥体,充分的潜行分离有助于移动皮瓣。

■ 第一针缝合线是用来将推到一起的皮瓣固定在一起的。

■ M形成形术可以减少立锥体切除的长度。

前额中上部：双侧旋转皮瓣 **4.7**

本部分的患者为一位年轻女性，手术缺损大小为 3.4cm×2.9cm，位于前额中上部（图 4.7A）。与第 4.6 节中的病例相似之处为前额中央有一个很大的缺损，但不同之处在于本例患者较年轻，缺损部位更靠近前额发际线。两种修复方法都是在双侧进行修复组织的获取，分开皮瓣的起点并保持面部的对称性。这两种皮瓣的不同之处在于如何将疏松组织移植到手术缺损。第 4.6 节中的病例使用双侧推进皮瓣移动组织，同时将最长的切口放置在前额的水平额纹内。而本病例（第 4.7 节）采用双侧旋转皮瓣，切口线沿额前发际线放置并隐藏（图 4.7B）。

双侧旋转皮瓣两边沿着前额发际线的弧形方向。在每个切口的远端，沿着不规则的额前发际线，各切除一个三锥体。在皮下平面钝性广泛地潜行分离皮瓣，向中央旋转并缝合到位。切除在缺损的下极形成的立锥体或"狗耳"状组织并沿垂直方向闭合，要做得很隐蔽，因为中央前额的 RSTL 倾向于垂直走行（图 4.7C）。这些皮瓣在其他部位也很有用，比如鼻尖的中心缺损（参见第 5.5 节）、唇红（参见第 6.6 节）和颏部的缺损，这些部位的弧形切口可以放置在解剖褶皱内。

关键点

- 在近圆形或弧形边缘或游离边缘的部位考虑使用旋转皮瓣（例如，发际线、唇红缘、鼻尖和颏部）。
- 双侧旋转皮瓣在更大的区域重新分布张力向量，并以双侧的方式获取组织，有助于使缺损的两侧保持对称。
- 首先要做的是把这两个皮瓣推进到一起；其次，对三锥体切除引起的缺损进行闭合；最后，对沿两个皮瓣的继发缺损进行闭合。

前额中上部:双侧旋转皮瓣

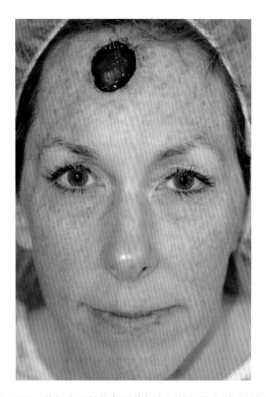

图 4.7A 前额中上部位邻近前额发际线的较大手术缺损。

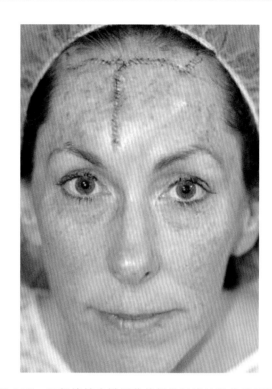

图 4.7B 双侧旋转皮瓣顺着前额发际线的形状呈圆形。这两个切口远端处的三锥体与自然不规则的发际线相吻合,有助于皮瓣向中心旋转推进。

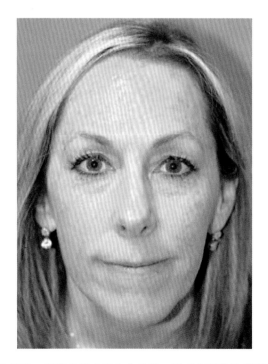

图 4.7C 重建术后 6 周愈合效果。垂直和弧形的瘢痕被很好地隐藏,面部的对称性也得到了保持。

颞部：二期愈合　4.8

二期愈合对凹陷区域(例如颞部)是一个极好的选择,尤其是表浅的缺损(图 4.8A,B)。如果缺损邻近外眦游离边缘或眼睑边缘,必须注意避免继发瘢痕挛缩导致游离边缘的扭曲(参见第 8.6 节中第二例病例)。二期愈合特别适合于缺损太大无法进行端对端修复重建或局部皮瓣修复的情况(图 4.8C,D)。在这种情况下,有两种选择:二期愈合或移植修复(全厚皮片或中厚皮片)。对于许多手术缺损,二期愈合和全厚皮片移植之间的最终美容效果是相当的。也许,对于一位年轻的患者,在某些对美观更敏感的区域,全厚皮片移植是更好的选择,但也不总是这样。移植物的收缩比二期愈合时的收缩要小。因此,与游离边缘或解剖标志相邻的缺损最好是通过移植或部分闭合来修复,而不是通过二期愈合来修复。

关键点

■ 在可选择的情况下,特别是在凹陷区域,对于一些表浅的不邻近游离边缘或解剖标志的缺损,二期愈合可能是一个很好的选择。

■ 适当的伤口护理能加速愈合,并有可能改善最终的美容效果。这包括保持伤口清洁和湿润(例如,用凡士林和不粘绷带覆盖)。

颞部：二期愈合

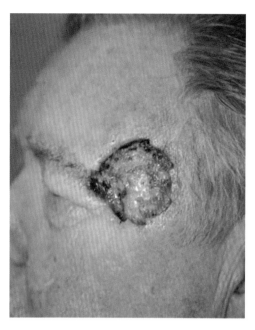

图 4.8A　皮肤癌术后左颞部表面有较大的缺损。

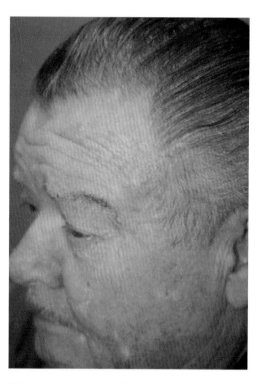

图 4.8B　治疗后的美容效果。注意：第二次愈合后，眉毛或眼睑没有任何扭曲。关键是加快伤口的愈合。当伤口护理适当时，伤口愈合得更快，通常有更好的美容效果（保持伤口清洁，用抗生素药膏或凡士林润湿，并用不粘绷带覆盖）。

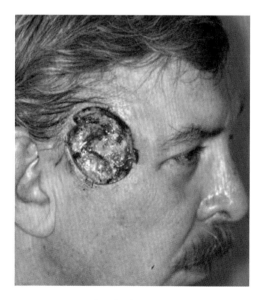

图 4.8C　右颞部表面有较大的伤口。

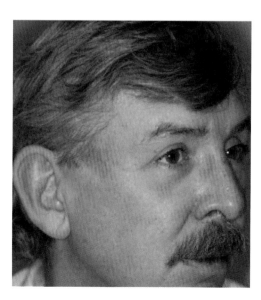

图 4.8D　在适当的伤口护理后，凹陷区域的伤口愈合效果。

颞部：推进皮瓣　4.9

颞部是一个推进皮瓣可以比其他选择提供更多优势的区域。对于发际线附近或邻近眉毛的缺损(图 4.9A，D)可能尤其如此。疏松组织通常位于缺损的下端或外侧(后部)。我们的计划是移动组织，避免扭曲眉毛或发际线。在第一例病例中，切口沿着发际线一直延伸到鬓角的底部，在那里切除了一个三锥体(图 4.9B)。重点是要避免因瘢痕而干扰自然的发际线。当皮瓣进入缺损处时，在缺损上形成的立锥体用 M 形成形术去除。在这种情况下，采用 M 形成形术缩短立锥体切除的长度，并将 M 形成形术的切口置于眶周皱纹内。只要偏差不显著，下端对颊部的轻微拉力很快就会消失(图 4.9C)。

第二例病例显示的是眉毛附近的手术缺损(图 4.9D)。在这位年轻的患者身上，比起侧-侧闭合，推进皮瓣避免了对外侧眉毛的干扰(在这一病例中，或许这个缺损可以在下方稍微扩大一点，这样切口就刚好在眉毛上方，这样可以更好地隐藏瘢痕)。切口向侧面展开，并且需要切除三锥体，以便将切口置于真实的或可感知的眶周皱纹内(图 4.9E)。切口隐藏在眶周皱纹内，就在眉毛的上方，在颞部和前额的交界处(图 4.9F)。

关键点

▇ 推进皮瓣在颞部用以获取下端或外侧的组织修复缺损，能够避免眉毛的扭曲。

▇ 对面神经颞支的损伤应通过了解神经的表面路径，并将切口保持在更浅的平面内来避免损伤神经。

▇ 在设计皮瓣时，应考虑切口和三锥体的位置，如沿着发际线、眶周皱纹、眉毛上方以及美容单位的交界处(如颞部和前额)。

颞部：推进皮瓣

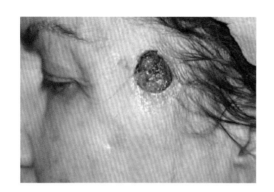

图 4.9A　颞部后部的手术缺损。

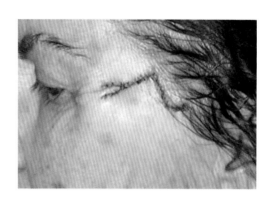

图 4.9B　推进皮瓣重建缺损，切口沿颞部发际线延伸至鬓角底部。此时，切除一个三锥体，保持切口和三锥体切口沿着发际线隐藏良好。三锥体有助于皮瓣向手术缺损区推进。行 M 形成形术切除手术缺损上的立锥体，其切口位于眶周皱纹内。

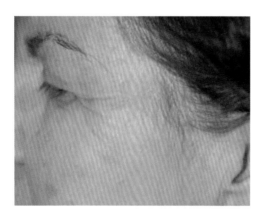

图 4.9C　最终愈合效果。

颞部:推进皮瓣

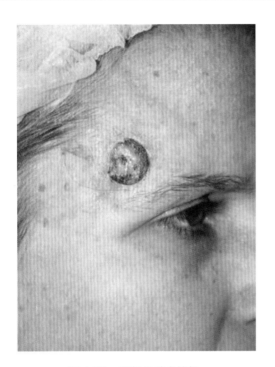

图 4.9D　颞部的手术缺损。

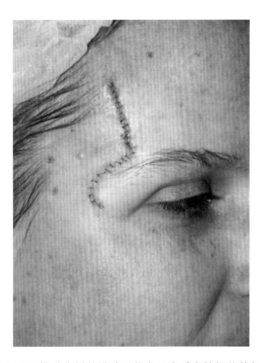

图 4.9E　推进皮瓣的设计目的在于在手术缺损的外侧或后部获取组织。为了促进皮瓣推进而切除的三锥体被放置在眶周皱纹内。把手术缺损上立锥体的切除放在美容单位的交界处(颞部和前额)。

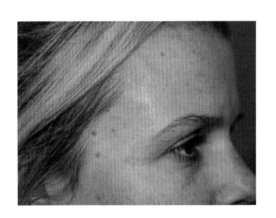

图 4.9F　愈合效果。

4.10 颞部：旋转皮瓣

该病例颞部和颞部头皮处有一较大手术缺损，缺损大小为4.9cm×4.0cm（图4.10A）。修复这一缺损的一个选择是二期愈合，伤口在凹面区域（像颞部），通过二期愈合可以很好地修复（参见图4.8A~D）。在这个特殊的例子中，二期愈合的缺点是伤口愈合需要很长时间，伤口和瘢痕会收缩，同时失去的头发不会再生长。与患者协商有助于确定二期愈合对于特定病例是否是更好的选择。

另一种选择是利用皮瓣重建缺损。在这种情况下，疏松的皮肤位于手术缺损的下方，从耳前和下颌颊部及颈部获取松弛的组织。切口呈弧形，位于耳前或耳前褶皱区域内，切口远端位于耳垂下方，在耳垂后方切除三锥体（图4.10B）。钝性分离以仔细地调动皮瓣，旋转到手术缺损部位，最后缝合到位。通过将组织旋转到这个区域，发际线得到了很好的保存。M形成形术是在手术缺损前进行的，这使得瘢痕更短，并且可以放置在真实的或可感知的眶周皱纹中（图4.10C，D）。

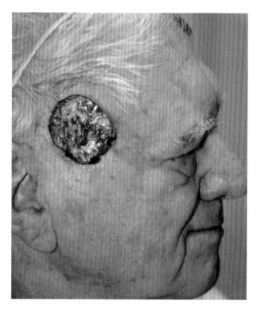

图4.10A 颞部和颞部头皮上较大的手术缺损。这个区域的疏松组织主要位于缺损的下方。

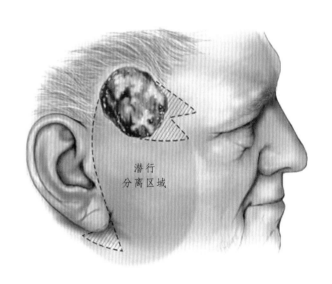

图4.10B 旋转皮瓣的设计是为了从耳前和下颌颊部获取松弛的组织。这一缺损的修复与第3.6节中为修复缺损而设计的推进皮瓣相似。在切口的远端，在耳垂后面切除一个三锥体（斜线表示切除的三锥体或M形成形术切除的组织）。必须在下颌颊部之后继续进行潜行分离，以获取足够的组织进行修复。当皮瓣旋转并缝合到合适的位置时，就会形成一个立锥体，然后用M形成形术切除。

颞部:旋转皮瓣

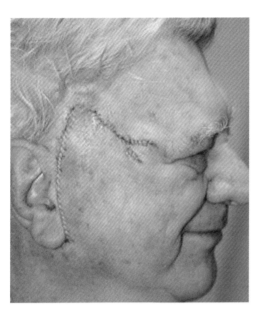

图 4.10C　皮瓣旋转进入手术缺损并缝合到位。行 M 形成形术来切除立锥体并尽量缩短切口的长度(在颞部,切口要表浅,避免损伤面神经的颞支)。

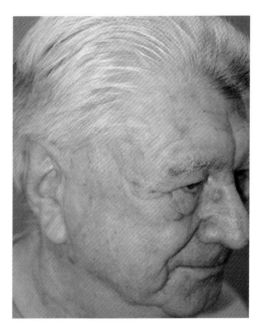

图 4.10D　多数切口线都隐藏得很好,因为它们在皮肤皱纹中,或在美学单位的交界处,或者隐藏在耳垂后面。

关键点

- 对于较大的颞部缺损,皮瓣的重建可能会通过推进皮瓣或旋转皮瓣对耳前或下颌骨颊部的疏松组织进行获取。
- 在耳前或耳前褶皱处放置切口线有助于隐藏皮瓣最长的切口。
- 在耳垂后部切除一个大的三锥体,在下颌下方继续潜行分离以充分调动皮瓣。
- 皮瓣向前推进或旋转到手术伤口并缝合到位。立锥体采用 M 形成形术切除,切口保持在浅表位置以避免损伤面神经的颞支。

4.11 颞部:菱形转位皮瓣

　　第一例病例的缺损位于上眼睑外侧区域或邻近外侧眉毛的部位(图 4.11A)。转位皮瓣是避免这两个结构中的任何一个发生持久扭曲的最好选择。一旦继发缺损闭合(如用 4-0 或 5-0 Polyglactin 910 缝合线垂直褥式埋线缝合),皮瓣可转位至手术缺损处,缝合到位,在枢轴点形成的任何三锥体均可切除。三锥体或立锥体切除的一个要点是切除时与皮瓣的蒂成角度。通过远离皮瓣蒂,可将血管切断的风险降到最低(图 4.11B,C)。

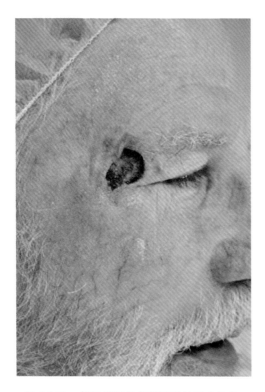

图 4.11A　邻近眉毛的颞部前部的手术缺损。

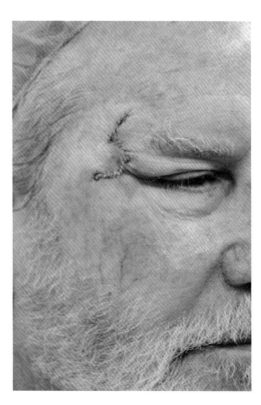

图 4.11B　菱形转位皮瓣通过健康组织的转位来重建缺损,并帮助最小化二次张力。

颞部:菱形转位皮瓣

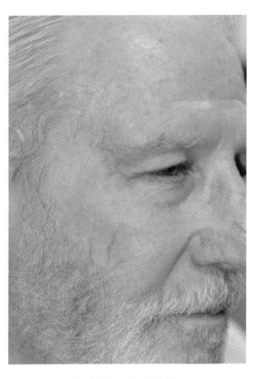

图 4.11C　愈合效果。

第二例病例是邻近前额的颞部上有一个较大的缺损(图 4.11D)。由于缺损太大,不容易用推进皮瓣修复,而转位皮瓣可以在两个美容单位的交界处,从手术缺损以上的区域获取足够的组织(图 4.11E)。与第一例病例一样,转位皮瓣是移动组织的最佳选择,从它可提供的部位移动,并避免不利的二次张力。除了提供足够的组织来填充缺损之外,菱形皮瓣还从颞部和前额交界处获取组织,并将继发缺损在最佳的位置闭合,以隐藏所产生的瘢痕(图 4.11F)。

关键点

- 转位皮瓣在手术缺损周围重新定向二次张力方面优于推进皮瓣和旋转皮瓣,因此,可能是眉毛或眼睑等游离边缘的最佳选择。
- 转位皮瓣的关键技术要点:继发缺损应先闭合(即,第一次缝合应是缝合继发缺损)。这一关键点可使皮瓣转位到手术缺损部位。
- 当从皮瓣的枢轴点切除立锥体或三锥体时,应避免切到皮瓣的蒂。

颞部:菱形转位皮瓣

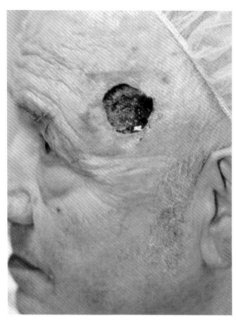

图 4.11D 手术缺损位于前额和颞部交界处,大小为 3.1cm×2.8cm,该缺损为鳞状细胞癌行三期 Mohs 手术后的手术缺损。

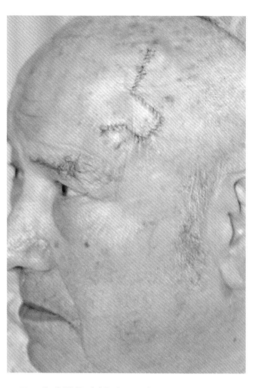

图 4.11E 菱形转位皮瓣需要足够的组织用于重建,将组织从手术部位转移到手术缺损的部位,避免了在游离边缘形成二次张力。应当注意,三锥体切除时避免切到皮瓣的蒂。在局部麻醉中,皮瓣和周围组织的轻度短暂的发白是继发于肾上腺素作用的,面神经颞支的轻度无力也是麻醉剂的短暂作用。

(毛慧敏 蒲玉梅 译)

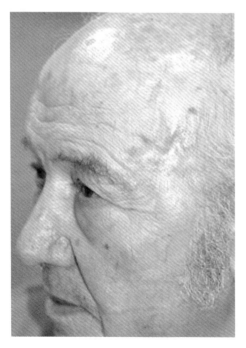

图 4.11F 4 个月后的愈合效果。愈合后的瘢痕与周围具有皮脂腺的皮肤有一定的界限,瘢痕也有轻微的扩大,但患者对结果很满意,并拒绝进一步的手术来改善最终的效果(如瘢痕磨除或瘢痕修正)。

想要与同读本书的读者交流分享?

微信扫码,根据对话指引,加入本书读者交流群。

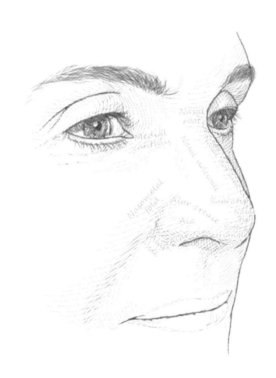

　　鼻位于面中部,具有复杂的凹凸不平的外形,是眼睛之外第二个关键的解剖结构。成功的鼻重建需要关注个体美学亚单位的微妙差异,同时需要维持其外形和表面结构原有的对称性与良好比例。除了美学之外,鼻部的功能完整性同样不可忽视,适当的结构和黏膜重建对于修复复杂的全层缺损至关重要。简而言之,理想的鼻重建需要尽可能保留美学亚单位、维持对称且匀称的鼻部外形、保存鼻功能,避免不良修复后的医源性气道受阻。

5.1　右侧鼻尖部:菱形转位皮瓣修复(及应用菱形转位皮瓣修复鼻背部或鼻侧壁的缺损)

　　右侧鼻尖部缺损的范围过大,使得单纯的侧-侧缝合很容易造成邻近组织扭曲(图 5.1A)。而菱形转位皮瓣修复能避免鼻尖或鼻翼的组织张力过大,是修复右鼻尖缺损的良好选择(图 5.1B)。大部分邻近的松弛组织都处在手术缺损区的上部。作为转位皮瓣,第一步缝合应用于关闭二次缺损区,并使得转位皮瓣有效穿过邻近组织"下降"到缺损区。当二次缺损区关闭及菱形皮瓣转移到缺损区后,会形成一个小的三锥体或立锥体,这个三锥体需要从旋转点切开,远离基底部从而避免损伤转位皮瓣的血供(图 5.1C,D)。

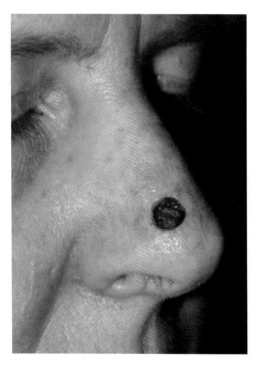

图 5.1A　右侧鼻尖部术后缺损。

右侧鼻尖部:菱形转位皮瓣修复(及应用菱形转位皮瓣修复鼻背部或鼻侧壁的缺损)

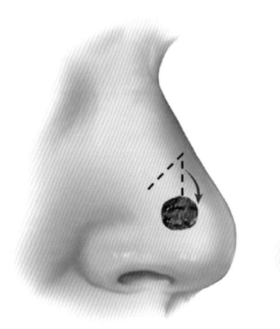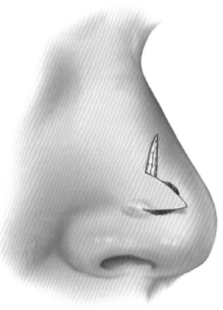

图 5.1B　菱形转位皮瓣设计。左图:皮瓣从鼻部近端获取组织,并因此构成二次缺损。右图:首先缝合并关闭二次缺损区,使转位皮瓣"下降"到缺损区,从而避免手术缺损区缝合后张力过大。皮瓣转位后在旋转中心会出现一个三锥体或立锥体。

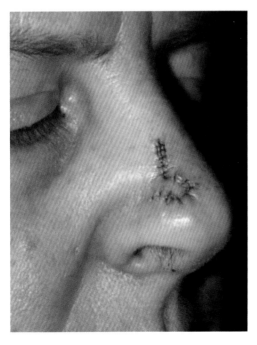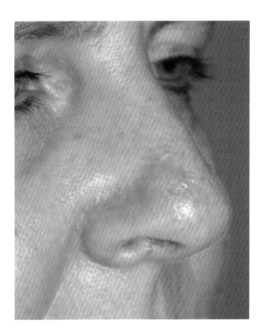

图5.1C　菱形转位皮瓣缝合后。在旋转点处切除三锥体,避免损伤蒂部。

图 5.1D　最终愈合效果。图片显示缺损处获得了良好的色泽、张力和厚度匹配,并且避免了鼻尖或鼻窦修复后的二次张力。

右侧鼻尖部：菱形转位皮瓣修复(及应用菱形转位皮瓣修复鼻背部或鼻侧壁的缺损)

第二例病例的手术缺损位于右鼻背部及鼻侧壁(图 5.1E)。尽管这种缺损与第 5.2 节中第二名患者的缺损类似,但我们依旧选择了菱形转位皮瓣修复此类缺损,而选择双侧推进皮瓣来修复第 5.2 节中的缺损。关键点是对不同的病例条件进行评估,从而做出个体化最优的选择。在评估缺损部位以及松弛组织所在部位时,这两种缺损的情况是一样的:松弛皮肤位于近中线处,或者在鼻侧部和颊部内侧。而不同的是,在这个病例中,手术缺损稍大;双侧推进皮瓣修复较困难,同时患者在修复缺损所需的组织区域内曾进行过其他手术(在鼻背部缺损之上可看到垂直向的瘢痕)。因此,鼻侧壁和颊部可供转移的组织量比近中线处少(例如,鼻背上方及鼻根部)。菱形转位皮瓣修复了术后缺损,同时关闭鼻背部和鼻侧壁交界处的二次缺损,避免了过度牵拉内眦和下眼睑(图 5.1F,G)。

最后,第三例病例和第一例病例形成了鲜明的对比。两类缺损都有相近的大小并且都位于鼻尖部,但是,一例采取了偏外侧的菱形转位皮瓣(图 5.1A~D),而另一例采取了偏内侧的菱形转位皮瓣修复(图 5.1H~J)。如何做出选择呢? 这正如俗语所说——"细节决定成败"。第一例病例中的缺损位于第三例病例缺损的前方,因此,采取偏外侧的菱形转位皮瓣修复缺损能避免对鼻翼褶皱(以及其下的内鼻阀)造成影响。而若采取同样偏外侧的菱形转位皮瓣修复第三例病例中的缺损,则会造成靠近内鼻阀处过多的组织堆积。所以对于像第三例病例中这样稍偏后方的缺损,偏内侧的菱形转位皮瓣修复效果更好,因为它可以在不影响内鼻阀的情况下转移到缺损区。关键点有三步:首先,需要确定缺损区域;第二,需要明确借取转位皮瓣松弛组织的位置;第三,需要选择合适的转瓣方式,从而能够更好地隐藏瘢痕并避免后续问题的出现(例如,边缘或标志点移位,或对内鼻阀存在潜在影响等)。在展示的第三例病例中,我们设计了一个偏内侧的转位皮瓣成功地修复了缺损并避免了术后的并发症。

右侧鼻尖部：菱形转位皮瓣修复（及应用菱形转位皮移瓣修复鼻背部或鼻侧壁的缺损）

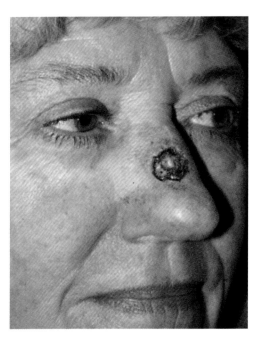

图 5.1E　复发性皮肤癌术后造成的鼻背部和鼻侧壁的组织缺损。

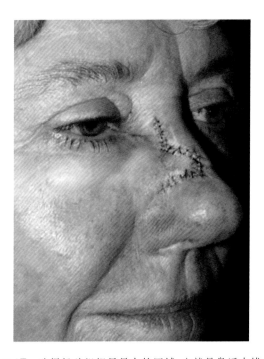

图 5.1F　选择松弛组织量最大的区域，也就是鼻近中线处获取松弛组织。通过关闭鼻背与鼻侧壁交界处的二次缺损，形成菱形转位皮瓣。最后切除蒂部的三锥体（"狗耳"状组织）。

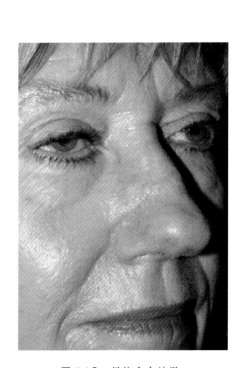

图 5.1G　最终愈合效果。

右侧鼻尖部:菱形转位皮瓣修复(及应用菱形转位皮瓣修复鼻背部 或鼻侧壁的缺损)

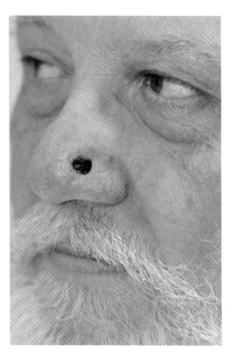

图 5.1H 鼻尖部(或鼻翼褶皱前部)的术后缺损,大小为 1.0cm×0.9cm。

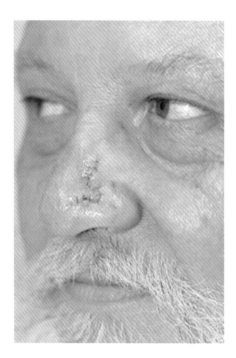

图 5.1I 偏内侧的菱形转位皮瓣修复术后缺损。与偏外侧 的菱形转位皮瓣相比(参见图 5.1A~D),对于一个更偏后 方的缺损而言,偏内侧的菱形转位皮瓣能避免在鼻翼褶皱 或内鼻阀区形成过多的组织堆积。同样需要注意的是,切 除三锥体时应远离蒂部以保证转位皮瓣的血供。

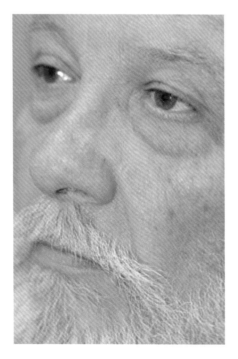

图 5.1J 术后 9 个月愈合效果。

右侧鼻尖部:菱形转位皮瓣修复(及应用菱形转位皮瓣修复鼻背部或鼻侧壁的缺损)

关键点

- 菱形转位皮瓣可用于修复鼻前 2/3 中小范围无法直接应用侧—侧修复的缺损。与推进皮瓣和旋转皮瓣相比,菱形转位皮瓣能够重新建立垂直方向上的张力带。
- 在应用转位皮瓣时,首先关闭二次缺损区非常重要。
- 灵活设计转位皮瓣。一些缺损适合采用偏内侧的转位皮瓣,另一些缺损适合采用偏外侧的转位皮瓣,而某些转位皮瓣的蒂部应当位于缺损的后方。
- 在远离蒂部的方向切除三锥体,避免切到蒂部而损伤转位皮瓣的血供。

5.2　鼻背中部缺损：双侧推进皮瓣

　　尽管转位皮瓣很适合修复鼻侧方的缺损,但双侧推进皮瓣或双侧旋转皮瓣更适合修复中部的缺损。原因是转位皮瓣从鼻部一侧转移组织,而双侧推进皮瓣或双侧旋转皮瓣从两侧转移组织以便修复。因此,转位皮瓣会造成患者正面观的些许不对称,这是由于转位皮瓣是从单侧鼻旁获取组织。而双侧推进皮瓣或双侧旋转皮瓣同时从两侧获取组织(即供区为双侧),从而维持了鼻部的对称性。

　　第一例缺损位于鼻背中部,大小为 1.8cm×1.5cm(图 5.2A)。我们设计了一个双侧推进皮瓣,从两侧鼻侧壁获取组织。从手术缺损下方向两侧鼻侧壁做两个切口。钝性潜行分离皮瓣至鼻部和颊部的交界处,以方便推进皮瓣(图 5.2B)。自两个切口末端切除三锥体,使皮瓣向中央移动(图 5.2C)。将皮瓣推进至中线处后,用可吸收线在皮下垂直褥式缝合以固定皮瓣,在切口线下缘采用非可吸收线水平褥式缝合(即"尖端"缝合)关闭两侧皮瓣的末梢。采用可吸收线垂直褥式缝合皮瓣其他边缘以减少张力。当皮瓣缝合固定后,自创口上缘切除三锥体或立锥体(图 5.2D,E)。

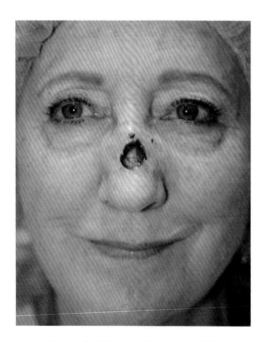

图 5.2A　鼻背中部中等大小的术后缺损。

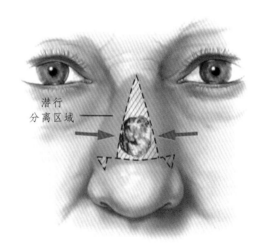

图 5.2B　双侧推进皮瓣手术示意图。虚线代表手术切口,斜杠区域代表缺损区(如,三锥体切除),阴影代表潜行分离的区域(需确保分离到鼻部和颊部的交界处)。需要注意的是,缺损底部的组织需被清除以便皮瓣推进,三锥体需从上方切除以避免对内鼻阀造成影响(如果缺损更偏下方,则该种皮瓣有可能影响内鼻阀,此时应考虑双侧旋转皮瓣,详见第 5.5 节)。

鼻背中部缺损:双侧推进皮瓣

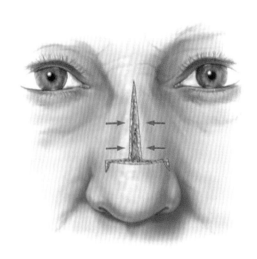

图 5.2C　在鼻部肌层下(在鼻侧壁及颊部时为皮下)充分潜行分离后,切除三锥体,将双侧皮瓣向中线推进,并缝合固位。半埋式水平褥式缝合("尖端"缝合)将皮瓣尖端固定到水平切口的中部。

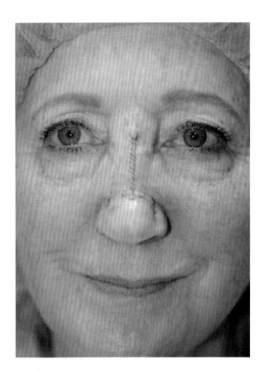

图 5.2D　皮瓣修复后即刻外观。

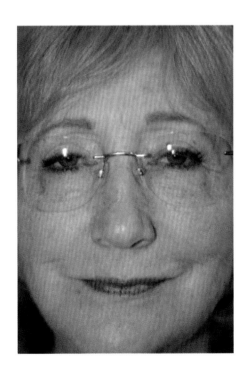

图 5.2E　最终愈合效果。

鼻背中部缺损：双侧推进皮瓣

第二例病例为年轻女性，也是因基底细胞癌行 Mohs 显微手术，术后在右侧鼻背留下了一个缺损，大小为 1.5cm×1.3cm（图 5.2F）。应用双侧推进皮瓣进行修复，术后 3 个月的愈合效果在下面图中显示（图 5.2G，H）。在本例中，从两侧鼻侧壁获取大量的组织（潜行分离至颊部以获取更多的松弛组织），通过"共享"所获取的组织，可以更好地维持鼻部的对称性。

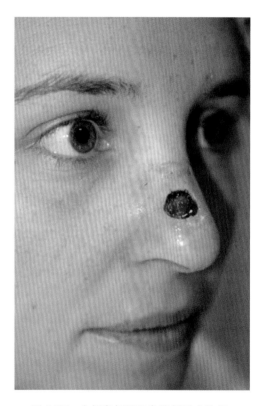

图 5.2F   右侧鼻侧壁及鼻背部手术缺损。

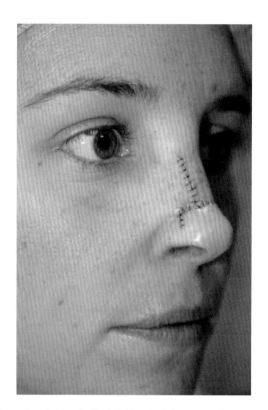

图 5.2G   应用双侧推进皮瓣进行修复。避免鼻翼褶皱处张力过大而影响内鼻阀。

鼻背中部缺损:双侧推进皮瓣

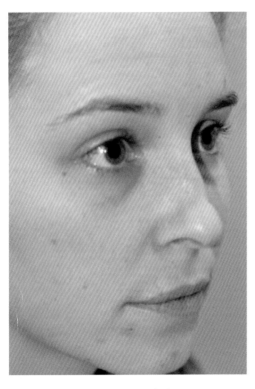

图 5.2H　最终愈合效果。

关键点

▪ 选择双侧推进皮瓣而非菱形转位皮瓣或双叶转位皮瓣修复鼻背中部或鼻尖部缺损。均匀地从供区获取组织以便维持鼻部的对称性。

▪ 充分潜行分离鼻侧壁和颊部内侧的组织,切除三锥体,以便将皮瓣向中部推进。

▪ 对于推进皮瓣,应首先将双侧皮瓣向中线推进关闭手术缺损区(与此不同的是,转位皮瓣需首先关闭二次缺损区),随后关闭切除后的锥体以及二次缺损区。

5.3   鼻侧壁和鼻颊褶皱：岛状推进皮瓣

第一例病例手术缺损区可用的邻近松弛组织包括颊部内侧以及缺损上方的鼻根和眉间（图 5.3A）。我们在鼻颊褶皱或颊部鼻甲凸出部获取组织形成岛状推进皮瓣来修复此类缺损（图 5.3B）。应用岛状皮瓣时，应尽量将三角形缺损的至少一条长边隐藏在皱纹内或者美学单位或亚单位的交界处。除此之外，由于中央蒂部及缺乏皮肤附着，这些岛状皮瓣会形成活板门或者枕垫。在凸面（例如，鼻唇颊部）往往不存在这个问题，而在其他部位，采用可吸收线在皮瓣周围皮下垂直褥式缝合能帮助减小皮瓣周围的张力从而减少活板门出现的可能。

当切开三角形皮瓣后，从前缘和尾端边缘开始小心地钝性和锐性分离。沿着皮瓣的边缘进行潜行分离，皮瓣充分松弛后以最小张力修复缺损区，并同时保持皮瓣中央的良好血供。使用可吸收线（例如，4–0 Polyglactin 910）将皮瓣的前缘和缺损的上中部行皮下垂直褥式缝合固定。使用可吸收线将三角形的长边对位拉拢缝合关闭二次缺损区。使用不可吸收线（例如，6–0 聚丙烯线）经皮外翻缝合将表皮拉拢。

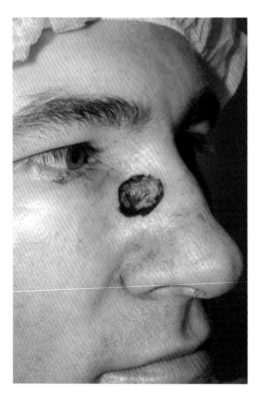

图 5.3A   右鼻侧壁处手术缺损，靠近颊部和鼻颊褶皱，大小为 1.7cm×1.6cm。

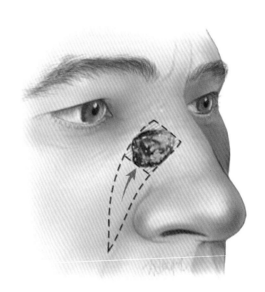

图 5.3B   岛状推进皮瓣的设计。成块切取皮瓣从而保证皮瓣和手术缺损区的匹配，降低活板门出现的风险（斜杠区代表组织切除区以保证与推进皮瓣的匹配）。三角形皮瓣的一个长边最好被隐藏在皱纹、沟纹或美学单位交界处。在这一病例中，皮瓣沿着鼻颊褶皱到鼻颊沟的交界处，避免钝性处理颊部、鼻部和唇部相连的峡区（如鼻翼小柱）。由于缺乏皮肤连接，加上在保留血管蒂基础上的小心分离，皮瓣可以被充分游离。血管蒂接近三角形的底边，充分分离皮瓣的前缘可以避免三角形的底边（推进皮瓣边缘）被推离。在充分游离后，皮瓣被推进到手术缺损区并缝合固定。应避免内眦或下眼睑的移位及在此形成的二次张力。

鼻侧壁和鼻颊褶皱：岛状推进皮瓣

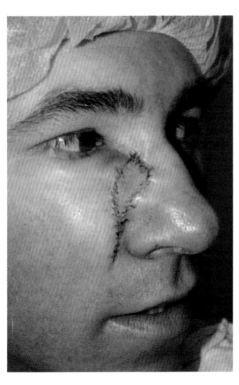

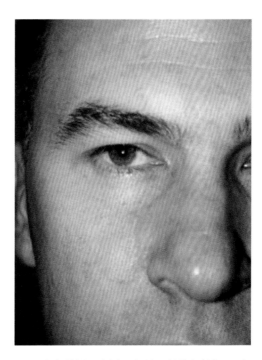

图 5.3D　愈合效果。皮瓣组织量足够修复缺损，且切口线隐藏良好。

图 5.3C　岛状推进皮瓣充分活动后修复手术缺损区。皮瓣向上向内推进，从而避免形成二次张力向下牵拉内眦。三角形皮瓣的一条长边沿着鼻唇颊部凸出部分的边缘朝向鼻颊沟。

　　需特别注意的是，当使用此类推进皮瓣修复邻近内眦、眼睑或其他游离边缘组织的缺损时，需保证皮瓣推进后形成的二次张力不会牵拉或扭曲眼睑或内眦游离边缘。在这两例病例中，皮瓣推进到了缺损的内侧以避免二次张力位于内眦区（图 5.3C，D）。

　　第二例病例为基底细胞癌 Mohs 手术切除后的术后缺损，大小为 2.3cm×1.6cm（图 5.3E）。缺损位于鼻部和颊部的交界处。与第一例病例类似，其三角形岛状推进皮瓣的一条长边延伸到鼻颊沟处，从而避免钝性分离颊、鼻和唇部交界处（如鼻翼小柱）。皮瓣向上向内推进，并避免在内眦或下眼睑处形成二次张力（图 5.3F）。术后 2 个月，应用手动器械配合粗糙的梨形金刚钻对患者进行瘢痕松解。术后有轻微的活板门或枕垫形成，通过局部注射曲安奈德（10mg/mL，每月 1 次，共 3 个月）进行处理。术后 6 个月愈合效果图显示皮瓣很好地修复了缺损区，术后辅助治疗（病灶内注射类固醇或行磨皮术）有一定效果（图 5.3G）。

鼻侧壁和鼻颊褶皱:岛状推进皮瓣

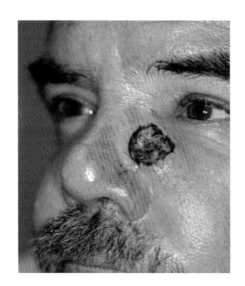

图 5.3E 鼻颊褶皱处术后缺损,大小为 2.3cm×1.6cm。

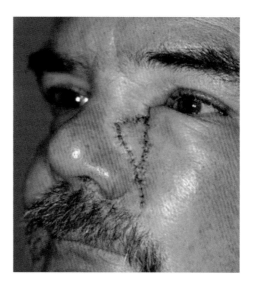

图 5.3F 从鼻唇颊部凸出部或鼻颊褶皱处获取组织设计岛状推进皮瓣。三角形皮瓣的一条长边沿着鼻唇沟下方的交界处,从而避免钝性分离鼻翼小柱。同时,将切口设计在鼻唇沟交界处也能很好地藏匿瘢痕。

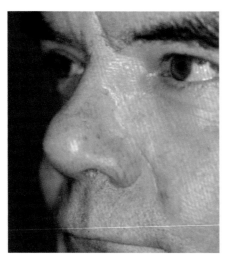

图 5.3G 6 个月后愈后效果。在此之前,患者接受了曲安奈德病灶内注射(10mg/mL,每月 1 次,每次约 0.5mL,共 3 个月)以治疗活板门的形成,患者遵医嘱局部按摩皮瓣区(例如,每次按摩 1 分钟,每天按摩 8~9 次)。局部加压或按摩以及短期病灶内注射类固醇可帮助消除活板门或枕垫。为了松解皮瓣和邻近油脂分泌区皮肤的瘢痕外表,我们使用了手动器械配合梨形钻进行了瘢痕磨削术。瘢痕磨削术的深度为接近乳头状真皮和网状真皮的交界处,临床上称为细针针点状出血。使用电刀烧融或激光也能起到类似的效果。

鼻侧壁和鼻颊褶皱:岛状推进皮瓣

关键点

▦ 当三角形皮瓣的一条长边置于皱纹、沟纹或者美学单位或美学亚单位交界处时,岛状推进皮瓣的修复效果最好。

▦ 在移动或定位包括岛状推进皮瓣在内的推进皮瓣时,应避免在游离边缘产生二次张力,例如下眼睑等。

▦ 由于缺乏皮肤附着,推进皮瓣有形成活板门或枕垫的较高风险。在皮瓣周围应用可吸收缝合线埋线缝合能减少活板门的形成以及瘢痕向中央挛缩。

▦ 正如其他病例展示的一样,病灶内注射类固醇能避免增生性瘢痕或瘢痕疙瘩的形成,而瘢痕磨削术能帮助软化手术瘢痕和邻近油脂分泌区的皮肤。

5.4 鼻侧壁和鼻尖部：双叶转位皮瓣，外侧蒂

　　这一病例的术后缺损位于鼻侧壁和鼻尖部，适合采用转位皮瓣进行修复，如双叶转位皮瓣(图 5.4A)。菱形皮瓣适合缺损直径达 1.0cm 的缺损，而在鼻远端 1/3 缺损的最大径可能更小(如鼻尖和鼻窦)。双叶转位皮瓣适合于该部位缺损范围约 1.5cm 的缺损。使用菱形皮瓣修复此部位该范围的缺损需要一次性从邻近组织区获取更多的组织量。而在鼻远端 1/3 处一次性获取大量组织有可能会引起鼻侧壁的挛缩或鼻部不对称。双叶转位皮瓣是更好的选择，因为它可以从组织量更丰富的鼻中线附近获取组织。

　　在此病例中，由于缺损位于鼻部的相对前方(接近中线而非颊部)，我们选择将蒂部放在外侧，使得最后切除的三锥体刚好位于鼻翼褶皱的上方(图 5.4B~D)。而对于更偏后方的缺损，可以考虑将蒂部放在内侧(参见第 5.9 节)。

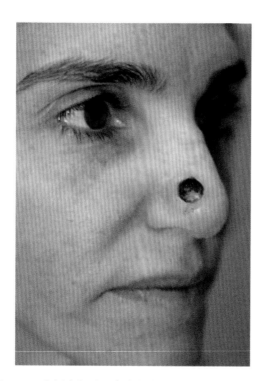

图 5.4A　右侧鼻侧壁和鼻尖部术后缺损，大小为 1.1cm×1.0cm。

鼻侧壁和鼻尖部：双叶转位皮瓣，外侧蒂

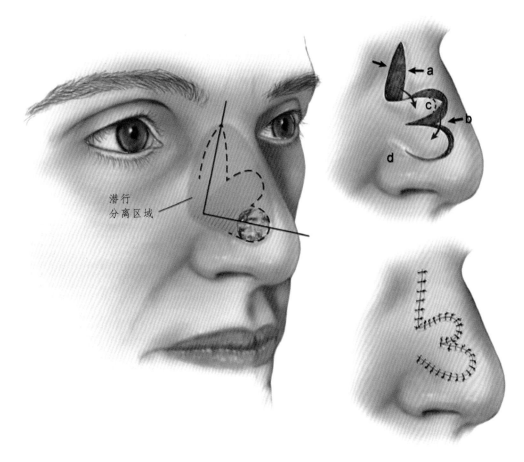

图 5.4B　蒂位于外侧的双叶转位皮瓣的设计。皮瓣为心形（图中灰色区域所示）。两叶大小一致，手术缺损与第一叶以及第一叶和第二叶之间角度为 45°~50°。切取皮瓣后，充分潜行分离并止血。首先缝合关闭三次缺损区（右图上方 a 点所示）。然后缝合固定两叶间的裂隙（如图 b 点所示）。最后修整皮瓣，缝合固定（如图 c 点所示），同时切除三锥体并缝合（如图 d 点所示）（斜线代表切除的三锥体区域）。

鼻侧壁和鼻尖部:双叶转位皮瓣,外侧蒂

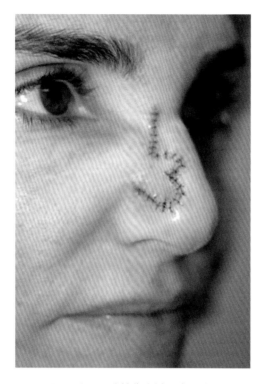

图 5.4C 双叶转位皮瓣缝合到位。

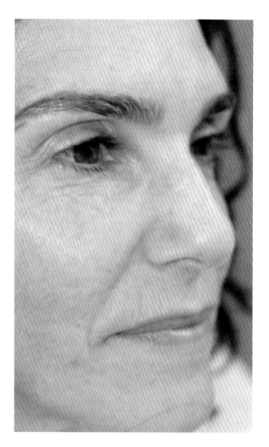

图 5.4D 最终愈合效果。

如今大部分的双叶转位皮瓣都是基于 Zitelli 所写文章的描述[The bilobedflap for nasal reconstruction. Arch Dermatol,1989;125(7):957-959],文中描述的为改良的双叶转位皮瓣,双叶转位皮瓣最初是由 Esser 设计的。Zitelli 的改良双叶转位皮瓣包括 2 个大小类似的分叶,彼此之间以及和切除的三锥体之间的最大角度为 45°~50°,且三锥体位于旋转中心。

双叶转位皮瓣曾为鼻修复中的最基本方式。但同时,这也是鼻修复中非常容易失败的一种皮瓣。虽然面部修复不像是照着菜谱做菜那么简单,但也存在一些设计诀窍和技术能帮助修复成功。作者在双叶转位皮瓣修复中的设计关键点如下(图 5.4B)。

鼻侧壁和鼻尖部：双叶转位皮瓣，外侧蒂

5.4.1　操作步骤：双叶转位皮瓣

1. 对将蒂部放在皮瓣内侧还是外侧进行选择。双叶转位皮瓣主要用来修复鼻部末端 1/3 的缺损，而缺损多位于外侧（鼻阀、鼻翼褶皱、鼻尖、鼻侧壁等）。蒂偏外侧的双叶皮瓣多用于修复鼻尖外侧或鼻尖上的缺损（图 5.4B，C）。而蒂偏内侧的皮瓣多用于修复鼻翼或鼻侧壁后方的缺损，这样可以使皮瓣都位于同一个美学亚单位内，从而避免影响鼻阀的功能并保留鼻部对称性（参见第 5.9 节）。

2. 对切除的三锥体放置问题做好计划。在修复的最后，需要切除旋转中心的三锥体从而避免组织凸起。在设计蒂偏外侧的双叶转位皮瓣时，三锥体被拉长，避免跨过鼻翼褶皱从而影响通过内侧鼻阀的气流（图 5.4E 的 A 图）。通常，三锥体下缘的切口刚好位于鼻翼褶皱或在鼻翼褶皱之上（适用于蒂偏外侧的皮瓣和某些蒂偏内侧的皮瓣）或位于鼻尖和鼻尖上区的交界处（适用于某些蒂偏内侧的皮瓣，参见第 5.9 节）。将三锥体放置在这些部位能够减小瘢痕的可见性，决定了皮瓣设计的下一步，即双叶皮瓣的位置和方向。

3. 设计皮瓣的双叶。皮瓣的第一叶（邻近缺损区）应当和缺损区大小一致并呈 45°~50°角（以三锥体区为圆心）。Kunishige 和 Zitelli 在一次科学讲座中首次将该皮瓣形状描述为心形，这一形状设计大小一致并且两叶瓣之间夹角呈 45°~50°角（图 5.4E 的 B 图）。

皮瓣第二叶的间距（45°~50°）以及宽度和第一叶大体一致（图 5.4E 的 C 图）。两个角度（缺损与第一叶之间的角度以及第一叶与第二叶之间的角度）以及两叶宽度之间的差异可能会造成鼻翼边缘或其他游离边缘或解剖标志的变形。例如，如果缺损与第一叶之间角度为 45°，而第一叶与第二叶之间角度为 65°，皮瓣就会将缺损区向下推移，从而更靠近鼻翼边缘（图 5.4G）。由于第二叶和第一叶之间角度和距离较大，缺损区和鼻翼边缘会挤压凹陷。当皮瓣缝合后，分叶之间会倾向于维持一个稳定的角度，从而导致鼻翼边缘凹陷，并造成鼻部不对称。当第一叶的尺寸大于缺损区时，鼻翼边缘也会产生类似的效果。与此相反的是，当第一叶与缺损区之间角度大于第一叶与第二叶之间角度时，缺损区（及游离边缘）将被抬高（图 5.4H）。而当第一叶尺寸小于缺损区时也会同样造成鼻翼边缘被抬高。基于以上原因，保证精确的分叶瓣尺寸和角度是确保分叶皮瓣成功的关键。

第二叶的角度应当缩小到大约 30°，以避免组织突出，并应减少游离边缘（例如下眼睑）的二次张力（图 5.4E 的 C 图）。

鼻侧壁和鼻尖部:双叶转位皮瓣,外侧蒂

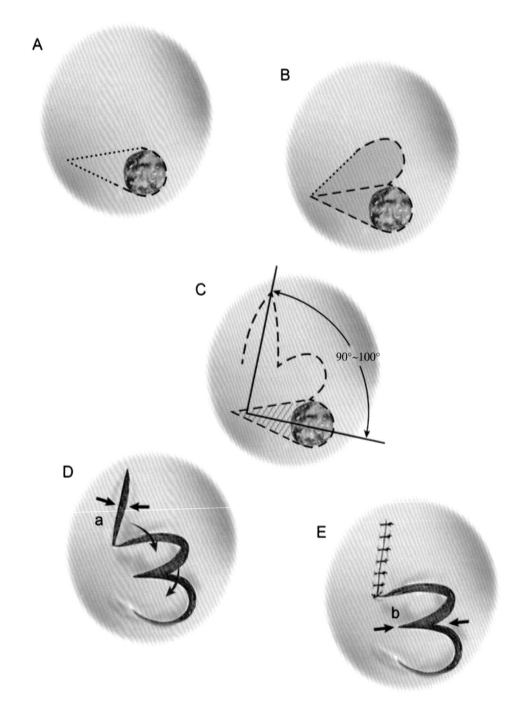

图 5.4E　(A)确定并标记三锥体的位置。(B)第一叶和缺损区与三锥体之间呈心形设计。(C)第二叶位于与第一叶等距的位置(第一叶与第二叶以及第一叶与缺损区之间各呈 45°~50°角,每个叶瓣直径与缺损直径一致)。(D)充分潜行分离并切取皮瓣后,首先关闭三级缺损区(如 a 点所示)。(E)关闭三级缺损区后,缝合两叶之间的裂隙是一个关键步骤(如 b 点所示),因为这能保证两叶在后续的修剪及缝合中仍能固定在正确的位置。

鼻侧壁和鼻尖部:双叶转位皮瓣,外侧蒂

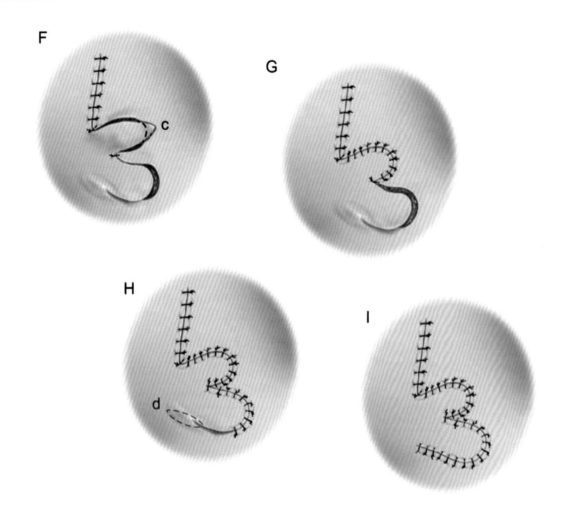

图 5.4F　(F)修剪第二叶(如 c 点所示),采用可吸收缝合线埋线缝合将皮瓣固定。(G)使用不可吸收缝合线将表皮进一步拉拢缝合。(H)在皮瓣转位后,可以看见一处隆起(三锥体)形成,这需要在之后被修剪掉。(I)切除三锥体需远离皮瓣的血管蒂处。剩余皮瓣用不可吸收缝合线缝合固定。

4. 合理运用钝性分离和锐性分离。应使用钝性分离和锐性分离将皮瓣和邻近组织下方充分潜行分离。应当在皮瓣切取前进行潜行分离以便判断皮瓣所需切取的深度。在鼻背和鼻侧壁区潜行分离切口应当在肌层以下,而在鼻侧壁外侧或后方及颊部内侧时,潜行分离应当在皮下层。皮瓣转位困难的原因往往是软组织潜行分离不充分、纤维组织附着点松解不充分,皮瓣蒂侧尤为明显。

5. 按潜行分离的层面切取皮瓣。如果为 Mohs 显微手术后的缺损,边缘应当与皮肤表面垂直。皮瓣切取到潜行分离的层面(皮下或肌层下)。应当进行进一步的潜行分离以保证皮瓣的充分移动。潜行分离的范围不应局限,从而保证第二叶所在缺损区(三级缺损区)能在无张力情况下一期缝合。

鼻侧壁和鼻尖部：双叶转位皮瓣，外侧蒂

6. 止血。在出血点用电刀轻点止血。

7. 首先关闭三级缺损区。首先采用4-0可吸收缝合线以端对端垂直褥式埋线缝合关闭三级缺损区（即第二叶皮瓣的供区）（图5.4E的D图，黑箭头所指的a处）。皮肤边缘被拉拢并用6-0不可吸收缝合线以简单间断或连续经皮缝合方式外翻缝合。对于双叶转位皮瓣和其他转位皮瓣来说，首先进行三级缺损区关闭至关重要。它能保证皮瓣向缺损区顺利地移动，以及允许后续对皮瓣进行些许修整（图5.4E的D图，蓝色弯箭头代表皮瓣转移过程）。

8. 缝合两叶之间的裂隙区。这一关键的缝合步骤能确定两叶的中心位置，促进下一步皮瓣修整以及缝合固定（图5.4E的E图，黑箭头所指的b处）。

9. 修整皮瓣，使其与缺损区匹配并进行最终缝合。第二叶应当按第一叶供区的缺损范围进行些许修整，而第一叶应当按手术缺损区范围进行些许修整以精确匹配（图5.4F的F图）。皮瓣应刚好填充缺损区。有时，第一叶会比手术缺损区稍大，则皮瓣需进行修整，使其宽度和长度与缺损区匹配。如果皮瓣跨过鼻翼褶皱区，应采用可吸收缝合线将皮瓣尽量拉拢靠近该区的凹面。在这种情况下，应沿皮瓣长轴方向打结，减少将供应皮瓣远端血供的血管分支结扎的可能。应用可吸收缝合线以垂直褥式埋线缝合方式进行缝合可使皮瓣与创口边缘接近。

10. 切除旋转中心的三锥体。三锥体可以直接切除，发生的出血可以烧灼止血。尽管有人认为三锥体应当在皮瓣切取的一开始就被切除，但笔者认为，应当在第一叶缝合固定的关键步骤完成后再将三锥体切除（图5.4F的H图）。这样可以保证皮瓣就位良好，并避免皮肤厚度、弹性的潜在影响以及手术缺损区深度所带来的后果。切除三锥体以及修整第二叶应当在整个操作的结束阶段进行。三锥体切除时应当尽量远离蒂部以保护血供（图5.4F的H图，虚线区所指d处）。

11. 最后，采用不可吸收线外翻拉拢缝合剩余创缘，应用简单间断缝合方式或连续缝合方式（图5.4F的I图）。应用加压绷带，当皮瓣压力造成鼻翼或鼻翼褶皱区凹陷时，应当进行24小时的鼻腔填塞。

鼻侧壁和鼻尖部：双叶转位皮瓣，外侧蒂

5.4.2 双叶设计不良和双叶间存在角度差异的示例

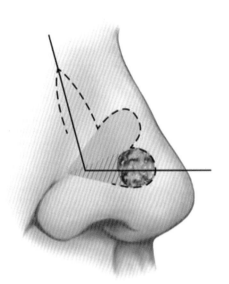
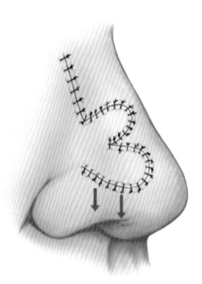

图 5.4G　缺损和各叶之间存在角度差异会对修复造成不良影响。在这一病例中，第一叶与第二叶之间角度明显比第一叶与缺损之间的角度大。因此，在缝合到位之后，皮瓣会向下推挤鼻翼边缘。当皮瓣分叶尺寸较大时也会出现类似结果。

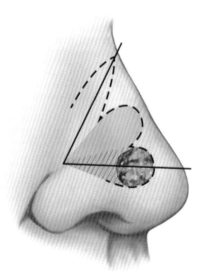
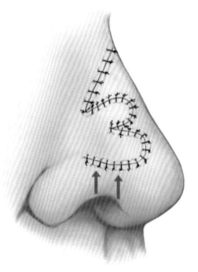

图 5.4H　另一病例展示了缺损与各叶之间存在角度差异会对皮瓣的成功应用造成不良影响。当皮瓣的第一叶与第二叶之间的角度明显小于第一叶与缺损区的角度时，鼻翼边缘会被明显向上牵拉。当皮瓣分叶尺寸过小时也会出现类似结果。

鼻侧壁和鼻尖部：双叶转位皮瓣，外侧蒂

5.4.2.1 正确的双叶转位皮瓣设计示例

　　第二例病例的手术缺损位于右侧鼻尖和鼻尖上区(图 5.4I)。由于缺损位于该侧鼻部的前方，因此皮瓣应当选择将蒂放置在外侧，而三锥体应当放置在鼻翼褶皱之上。对于更偏鼻部后侧的缺损应选择将蒂放在内侧(鼻翼、鼻翼褶皱或鼻侧壁)(参见第 5.9 节)。心形皮瓣保证了第一叶与缺损区大小一致，彼此以三锥体为圆心呈 45°角，而第二叶与第一叶大小一致，彼此呈 45°角。但第二叶缩窄到 30°角以便关闭三次缺损区。两个皮瓣总共的旋转角度为 90°，三锥体切除后恰好位于或略高于鼻翼褶皱(图 5.4J)。皮瓣重建后的厚度合适，重新覆盖的皮肤有类似的色泽、质地和脂肪含量。通过将皮瓣精确覆盖至缺损区，最终瘢痕隐藏良好并局限在同一美学单位内(图 5.4K,L)。

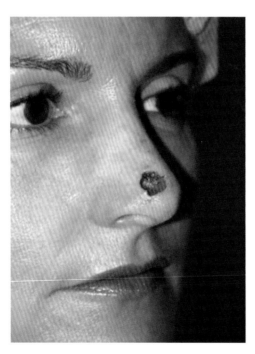

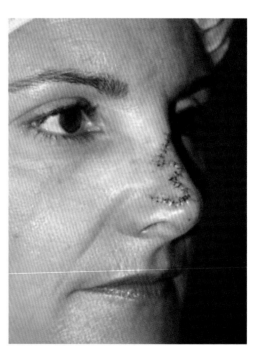

图 5.4I　手术缺损位于右侧鼻尖及鼻尖上区，大小为 1.1cm×1.1cm。

图 5.4J　由于缺损更偏该侧鼻部前方，故选择将皮瓣蒂放置在外侧，同时将三锥体的位置选择恰好位于或略高于鼻翼褶皱。这使得修复能位于同一个美学亚单位内，避免鼻翼褶皱区的切口或组织易位，从而可能引起通过内侧鼻阀的气流受阻。

鼻侧壁和鼻尖部：双叶转位皮瓣，外侧蒂

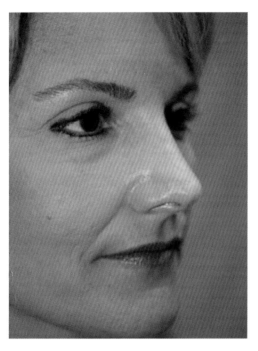

图 5.4K　侧面图显示了愈合后的美容效果。

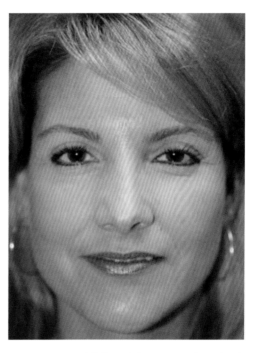

图 5.4L　正面图显示修复后鼻部对称性良好，切口线或瘢痕位于鼻部一侧的同一美学亚单位中。如果缺损更偏中线，则考虑选择双侧旋转皮瓣修复缺损(参见图 5.5)。

关键点

- 双叶转位皮瓣适合修复鼻外侧部末端 1/3 处范围大约 1.5cm 的缺损。
- 恰当而精简的皮瓣设计包括三锥体的处理、心形皮瓣、精确的角度与皮瓣大小以及充分的潜行分离。
- 首先关闭三次缺损区，然后将两叶之间的裂隙固定在适当位置，这可以为之后的皮瓣修整与缝合打下基础。

5.5 鼻尖中部：双侧旋转皮瓣

双侧旋转皮瓣是修复鼻尖或鼻尖上区中部缺损的良好选择(图 5.5A，E)，而对于更偏上部的鼻背部缺损，双侧推进皮瓣往往效果更好(参见第 5.2 节)。这两种修复方式都是通过从两侧移借组织从而修复中央部的缺损。在展示的病例中，如果采用转位皮瓣(例如，双叶转位皮瓣)，会引起供区的皮肤与软组织不足，可能会导致患者正面观时的鼻部不对称。

应用双侧旋转皮瓣的主要目的是在双侧获取足够的组织量修复缺损的同时不造成二次缺损或二次张力，以避免引起鼻尖或鼻翼部的长期变形。因此，这种修复方式更适合用于鼻部较大的患者或老年患者，因为他们鼻部有相对多的松弛组织。事实上，由于年龄相关所导致的鼻尖下垂，某些老年患者会在修复之后鼻尖得到轻微上抬，从而感觉到鼻部气流改善。而即使对于年轻或鼻部较小的患者，这种修复方式也很适合修复中小尺寸的缺损，而它旋转的程度以及二次缺损的大小都很适中。

在设计双侧旋转皮瓣时，皮瓣应尽可能向下延伸到缺损的边缘(图 5.5B)。而对于鼻尖部或鼻尖下侧的缺损，皮瓣起始端无法延伸到缺损的下缘，则皮瓣可从缺损的下半部开始。皮瓣越靠近缺损的下缘，则未来对鼻尖或鼻翼边缘的牵拉上抬作用就越小。应当尽可能沿美学亚单位的交界线做弧形切口。而对于皮瓣的远端部分，切口应位于鼻翼褶皱的内侧，处于鼻尖和鼻翼的交界处。当切口向上延伸时，应沿着鼻背部和鼻侧壁的交界处，并继续延伸到与鼻侧壁相连的鼻唇沟内。两侧皮瓣的三锥体应当在偏中线的鼻唇沟处被切除，从而避免切口位于或接近鼻翼褶皱区，该区域的松弛组织较少，三锥体切除后可能会影响内鼻阀的气流。切除三锥体，在皮瓣及三锥体组织周围下方充分潜行分离能帮助皮瓣向下推进，从而进一步推进皮瓣向中央旋转。然而，在皮瓣转移到缺损区之前，为了增加皮瓣的活动度，三锥体切除后的缺损应当用可吸收线缝合。在三锥体切除并缝合后，皮瓣向中央旋转，并应用一根或两根可吸收缝合线埋线固定。而鼻尖部应当采用不可吸收线以半埋式水平褥式缝合(即尖端缝合)，以将皮瓣与缺损的下缘中央相连。接下来，继续使用可吸收缝合线沿着皮瓣的弧形缝合关闭二次缺损区。当皮瓣向中央旋转时，会在缺损上方形成一个立锥体，这个立锥体需要被小心切除以防损伤血供。最后，采用不可吸收缝合线以经皮连续缝合的方式将表皮外翻缝合固定(图 5.5B~D 和 F~H)。

双侧旋转皮瓣也可以用于其他面中部的缺损，例如前额上部(参见第 4.7 节)、颏部或下唇红(参见第 6.6 节)。在这种情况下，确保二次张力均匀位于缺损两侧，沿美学单位或亚单位的交界处设计弧形切口能使最终的美学修复效果更好。

关键点

- 双侧旋转皮瓣适合修复鼻尖和鼻尖上区中小尺寸的手术缺损，能够避免应用转位皮瓣修复可能引起的鼻部不对称。

- 双侧旋转皮瓣的切口应当从缺损下缘开始，向上延续到双侧鼻尖外侧或鼻尖上区，最大角度为每侧 90°。切口设计应位于美学单位及亚单位的交界处，位于组织松弛的鼻唇沟内。在切口远端将三锥体组织切除，能帮助皮瓣推进以及向中央旋转。

- 在皮瓣及蒂部下方肌层下充分潜行分离，以利皮瓣移动。

- 灵活地使用双侧旋转皮瓣，避免二次缺损或二次张力引起鼻尖和鼻翼褶皱的长期变形。

鼻尖中部：双侧旋转皮瓣

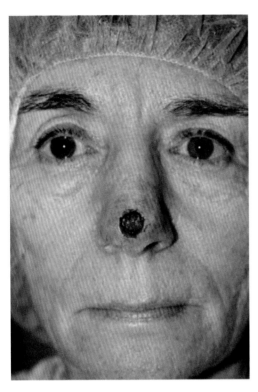

图 5.5A　鼻尖中线处的缺损，大小为 1.2cm×1.0cm。

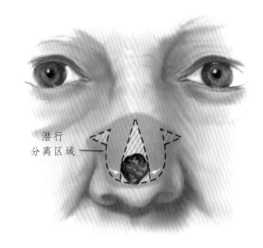

潜行
分离区域

图 5.5B　双侧旋转皮瓣的设计。皮瓣应从缺损下缘或接近缺损下缘处开始设计。缺损的下缘两侧应稍做修剪，使得皮瓣边缘可良好对位(斜线所示为缺损下缘)。沿着鼻翼和鼻尖的交界处做弧形切口(位于鼻翼褶皱的内侧)，并向上延伸到鼻背和鼻侧壁的交界处。切口止于鼻唇沟内并与鼻侧壁相连，充分切除双侧三锥体，切除范围避免累及鼻翼褶皱(双侧三角形虚线区域所示)。在皮瓣、蒂部以及切除的三锥体的肌层下充分潜行分离，以利皮瓣推进和旋转。首先关闭三锥体切除区，以便推进和旋转皮瓣。将皮瓣向中间旋转并缝合固定，沿着弧形切口缝合关闭二次缺损区。在缺损的上方将三锥体切除(中线三角形虚线区域所示)，沿着皮瓣边缘将表皮拉拢缝合。

鼻尖中部：双侧旋转皮瓣

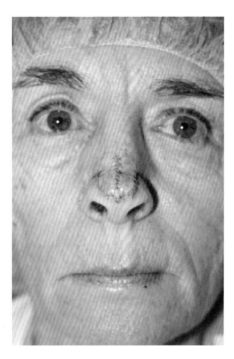

图 5.5C　术后效果图。双侧旋转皮瓣从双侧借取组织，重新分布了产生二次张力的位置，最终使得鼻尖部和鼻翼略微抬高（如果合理应用于中小范围的缺损且设计合理，大部分明显水肿和上抬一般是术后及局部麻醉后的短暂反应，往往在 48 小时后可消失）。

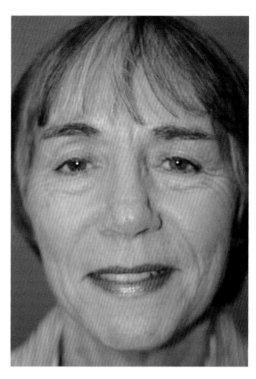

图 5.5D　最终愈合效果。先前存在的鼻尖和鼻翼上抬已消失。切口线被很好地隐藏在鼻尖和鼻翼的交界处。

鼻尖中部:双侧旋转皮瓣

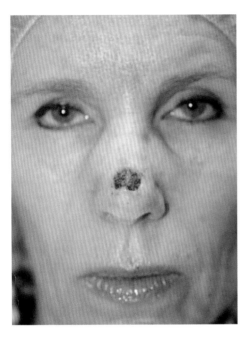

图 5.5E　鼻中部鼻尖上区的手术缺损,大小为 1.3cm×1.2cm。

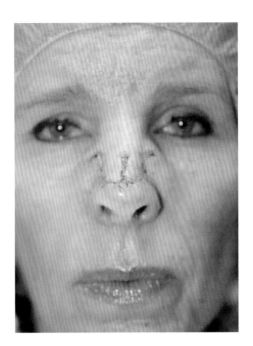

图 5.5F　设计双侧旋转皮瓣修复鼻尖上区的缺损。

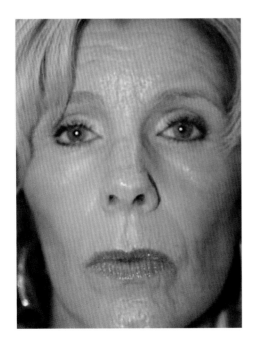

图 5.5G　最终愈合效果显示鼻部对称良好。

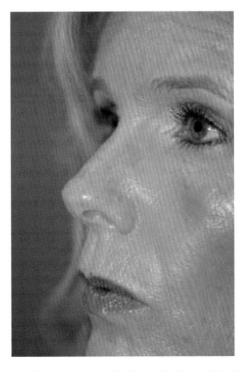

图 5.5H　侧面图显示切口线很好地隐藏在鼻背和鼻侧壁的交界处。

5.6　鼻翼褶皱前部：全厚皮片移植和瘢痕磨削术

　　凹陷区域二期愈合后效果良好,但对于邻近关键解剖标志或游离边缘的缺损而言,即使是少量的瘢痕挛缩也可能会造成很大的美学问题或功能障碍。同时,如果选择了欠妥的修复方式来修复鼻翼褶皱区的缺损,则可能造成鼻翼褶皱深面内鼻阀区产生瘢痕组织,从而导致吸气时气流减少。在第一例病例中,我们使用了全厚皮片修复相对表浅的缺损(图 5.6A~C)。与二期愈合相比,皮片修复的好处是减少了瘢痕挛缩。皮片修复的另一个好处是无须额外的切口(与皮瓣修复相比)。有些患者会更倾向选择皮片修复,因为不管花费如何,他们都不愿再增加额外的切口,即使皮片修复会造成局部色泽、厚度以及皮肤质地的些许不同。

　　第二例病例展示了右鼻翼褶皱前部和鼻尖外侧处一个稍大范围的缺损(图 5.6D~F)。由于其缺损的范围和位置,应用邻近皮瓣修复略有困难,而选择颊部或前额部分邻位皮瓣可能更加合适。对于凹陷区域以上的缺损,应用皮瓣修复更容易失败,因为修复后可能会造成横跨凹陷区域的隆起(例如,需要考虑到用以修复鼻翼的横跨鼻翼褶皱的鼻唇转位皮瓣可能会发生钝性分离)。第二例病例中的缺损相对表浅,而且大部分位于凹陷区域。当遇到凹陷区域的缺损时,应当考虑应用二期愈合或皮片移植进行修复。

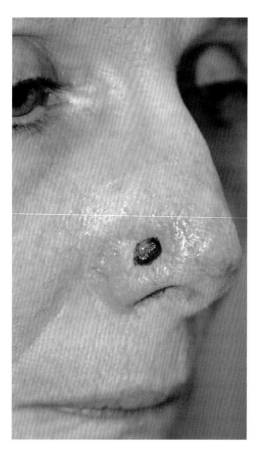

图 5.6A　右鼻翼褶皱前部的手术缺损。

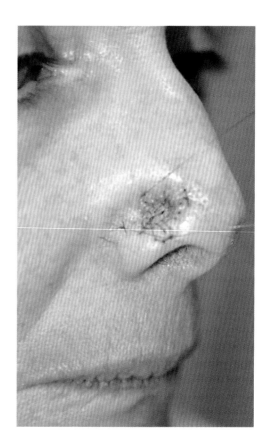

图 5.6B　全厚皮片移植缝合固定后的图片。使用 5-0 快速可吸收肠线经皮连续缝合固定皮片。在皮片表面纵行切开以避免在皮片和缺损之间产生积液。在边缘应用几根聚丙烯缝合线以便于敷料绑扎。

鼻翼褶皱前部：全厚皮片移植和瘢痕磨削术

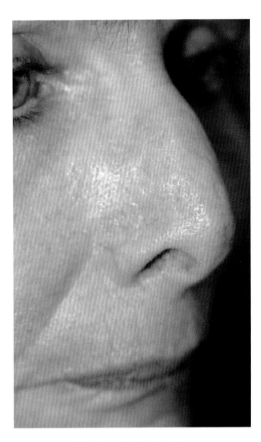

图5.6C　最终愈合效果。

由于缺损靠近鼻翼边缘和鼻尖，二期愈合修复并不是理想的选择。应用皮片修复时，缺损区被稍微拉大，因此，切口线可以更好地与美学亚单位的交界处重合。最常作为修复鼻部缺损的皮片供区为耳前和耳后区皮肤。最后，应用皮片修复的另一个好处是可以减少额外的切口线和瘢痕。不论伤口愈合得多么良好，总有一些挑剔的患者更希望使用不会造成额外切口和瘢痕的修复方式(图 5.6G~I)。

关键点

■ 全厚皮片移植最适合用于修复凹陷或平坦的表皮上的缺损，或者适用于不希望在鼻部增加额外切口线和瘢痕的患者或外科医生。

■ 皮片应被去除所有的脂肪组织和皮下组织以便与缺损区匹配。采用悬吊缝合和(或)敷料绑扎辅助将皮片缝合固位，可以增加皮片存活率。

鼻翼褶皱前部:全厚皮片移植和瘢痕磨削术

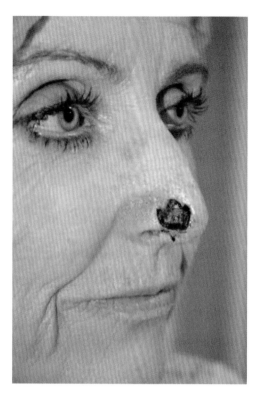

图 5.6D   鼻翼褶皱前部及鼻尖外侧的缺损，大小为 1.8cm× 1.2cm。

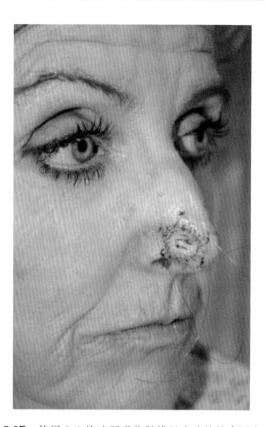

图 5.6E   使用 5-0 快速可吸收肠线经皮连续缝合固定全 厚皮片，划开或在皮片表面开窗避免血液或组织液在皮片 下方堆积。应用聚丙烯缝合线以便于敷料绑扎。

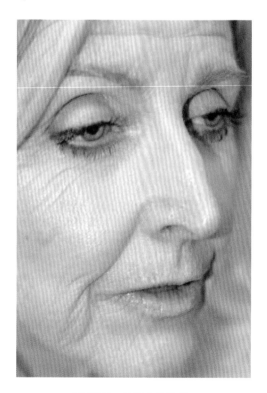

图 5.6F   最终愈合效果。

鼻翼褶皱前部:全厚皮片移植和瘢痕磨削术

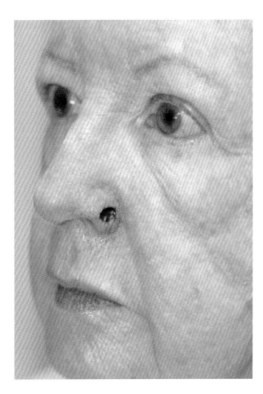

图 5.6G　对于图中所示病例的手术缺损，皮片移植可能不是最先考虑的修复方案。该患者的缺损位于左侧鼻翼，大小为 0.9cm×0.6cm，患者对应用皮瓣修复的方案很犹豫。鉴于该解剖位置很凸出，大多数人可能不会考虑在该位置行皮片移植修复。但同时，应用皮瓣修复需要额外的切口和组织的移动，患者可能会对医源性瘢痕、鼻部不对称或术后存在鼻气流受影响的潜在风险不满意。

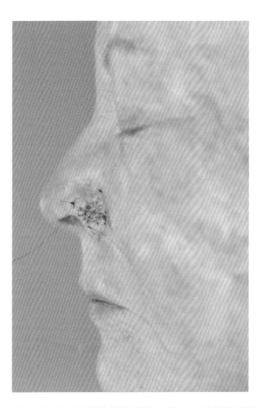

图 5.6H　全厚皮片移植缝合到位。用 5-0 快速吸收肠线经皮连续缝合并固定皮片。在移植体周围放置几条 5-0 聚丙烯缝合线，以便于敷料绑扎。

鼻翼褶皱前部:全厚皮片移植和瘢痕磨削术

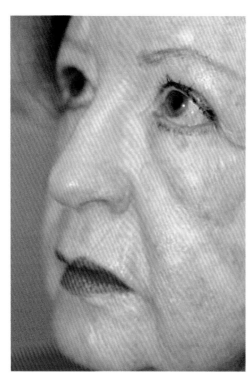

图 5.6l 最终愈合结果具有良好的美学效果。尽管在这一位置上,皮片修复通常不是首选,但它可提供良好的美学效果,满足了患者的要求。

鼻翼褶皱前部：岛状推进皮瓣　5.7

对于鼻翼褶皱或鼻翼上方邻近鼻翼褶皱的小缺损，岛状推进皮瓣是一个很好的选择(图 5.7A，D)。这种小型的三角形可移动皮瓣对于那种缺损过深而不宜行移植修复的缺损是一个很好的替代方法。这种修复的一个关键点是，三角形的长边应该逐渐变细，那样的话，鼻翼不会产生明显的突然向上偏移的效果。该种皮瓣的设计和实施类似于其他形式的岛状推进皮瓣(参见第 3.3、5.3 和 6.4 节)。皮瓣被小心地移动，并进入手术缺损区，缝合到位(图 5.7 B，C 和 E，F)。在这个位置上移动皮瓣并不费力，只要确保有足够的蒂部就可以。在该位置应用这种皮瓣的一个优点是，它是一个滑行皮瓣或推进皮瓣，而内鼻阀上方若应用转位皮瓣可能会产生过多的软组织，影响内鼻阀的通气。

关键点

- 岛状推进皮瓣适用于修复鼻翼或鼻翼褶皱区域过深的小型缺损，因缺损过深，不宜行二期愈合或移植修复。
- 三角形皮瓣的长边应该是长而逐渐变细的，以避免在鼻翼褶皱区内或鼻翼褶皱区附近突然中止。
- 在保留中央皮下蒂部的同时，应小心地将皮瓣边缘钝性分离(参见第 6.4 节)。

鼻翼褶皱前部：岛状推进皮瓣

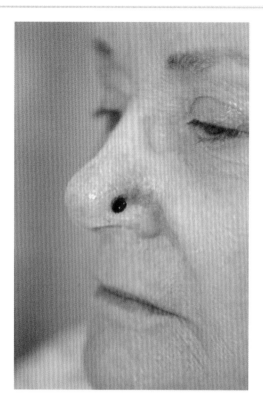

图 5.7A 女性患者，75 岁，行基底细胞癌 Mohs 显微外科手术后鼻翼褶皱区前部留下了一个 0.7cm×0.6cm 大小的缺损。

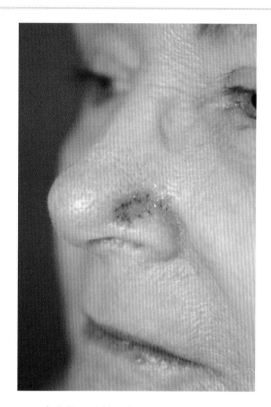

图 5.7B 岛状推进皮瓣缝合到位。注意钝性分离联合锐性分离，充分地移动皮瓣，但不要损伤皮瓣的蒂部。

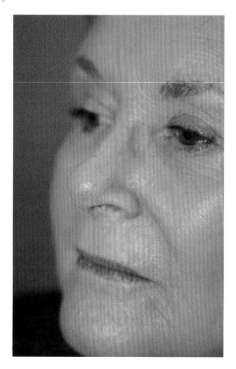

图 5.7C 最终愈合效果。

鼻翼褶皱前部：岛状推进皮瓣

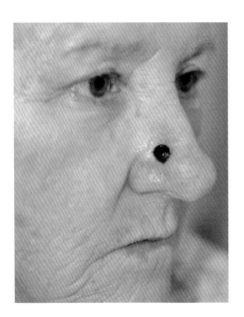

图 5.7D　位于鼻翼褶皱中部的缺损，大小为 1.3cm×1.0cm。

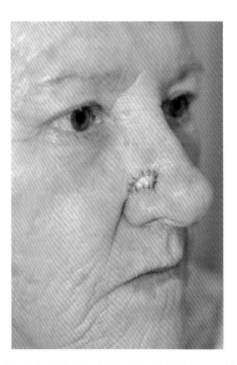

图 5.7E　岛状推进皮瓣缝合到位。应用类似凹面的邻近组织可以帮助减少鼻翼褶皱变钝的风险，就像在应用转位皮瓣修复时所见到的那样。

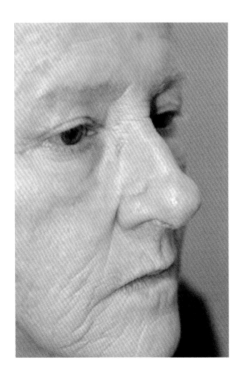

图 5.7F　修复后两个月时的短期愈合效果(注意：患者每天抽 1 包烟，这可能会导致伤口愈合延缓或部分皮瓣坏死)。

5.8 鼻翼褶皱和鼻翼后部:菱形转位皮瓣

对于鼻翼褶皱区域缺损的替代修复方案是菱形转位皮瓣。这种皮瓣对于褶皱中部的缺损(在该位置很难从一侧或对侧滑出岛状推进皮瓣)以及与鼻侧壁相邻的缺损(该处的皮瓣位置可以调换)是很好的选择(图5.8A)。在第一例病例中,该皮瓣应用成功的一个关键点是,设计皮瓣时,皮瓣的蒂部位于内侧,而不是外侧。皮瓣蒂部位于外侧可能会使皮瓣交叉或侵犯鼻翼褶皱。皮瓣蒂部位于内侧,可以让皮瓣在鼻翼褶皱上较容易地转位,并且对内鼻阀的影响较小。为了尽量减少鼻翼褶皱的钝性分离,可以用一条可吸收缝合线将皮瓣固定在凹形的伤口上,在外围周围再用几条可吸收缝合线固定皮瓣,以尽量减少皮瓣活动的风险。另一个关键点是,向下切除三锥体,避免切到皮瓣蒂部,并大致沿着鼻翼褶皱的前部进行放置,进一步使切口隐藏得很好(图5.8B,C)。

另一菱形转位皮瓣适用的位置是位于鼻翼或鼻翼褶皱后方的缺损(图5.8D)。因为邻近的松散组织缺乏、凸凹面结合的解剖外形,以及颊部和鼻部美学单位的复杂性,这个部位缺损的重建方案选择在一定程度上是有限的。在这种情况下,注意邻近的美学单位并设计一个菱形转位皮瓣,从鼻唇沟和鼻侧壁移动组织有时是有益的(图5.8E)。在这种情况下,较为复杂的因素是中间凹面的褶皱,皮瓣必须经过这里转位。最好的选择是先关闭皮瓣的次要缺损,然后接近皮瓣的深层表面将其缝合固定到底层骨膜上。此外,就像在鼻唇沟应用转位皮瓣修复的情况一样(参见第5.10节),当皮瓣必须穿过凹面时,最明智的

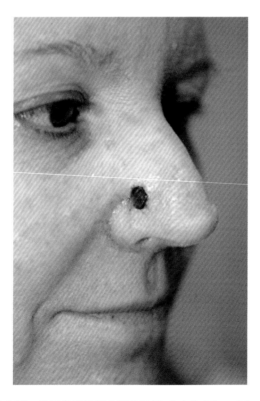

图5.8A 位于鼻翼褶皱中部的缺损,大小为0.9cm×0.8cm。

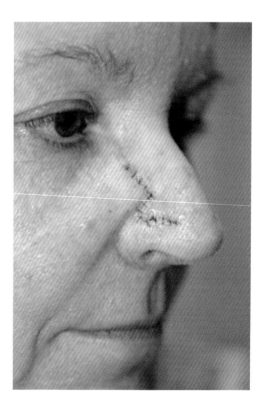

图5.8B 菱形转位皮瓣缝合到位。供区的关闭可以避免下眼睑和内眦的张力。在旋转点处的三锥体切除应沿着鼻翼褶皱,避免切入皮瓣的蒂部。

鼻翼褶皱和鼻翼后部:菱形转位皮瓣

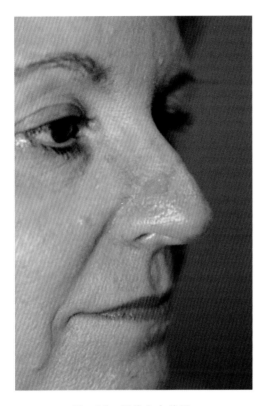

图 5.8C　最终愈合效果。

做法是事先向患者解释可能需要二次手术来更好地重建鼻翼褶皱。在这个例子中,即使没有二次手术,转位皮瓣也能获得一个可接受的修复结果(图 5.8F)。

关键点

- 对于鼻翼褶皱中部的缺损,皮瓣蒂部位于内侧的菱形转位皮瓣可以从鼻唇沟获取组织,并将对内鼻阀的影响降到最低。
- 二次缺损的关闭不应影响解剖标志或游离边缘(注意在第一例病例中,皮瓣的供区指向内眦,从而避免在关闭二次缺损时对下眼睑或内眦形成张力)。
- 三锥体的切除应沿着鼻翼褶皱的方向,避免切入皮瓣蒂部。
- 为了尽量减少鼻翼褶皱的钝性分离,可以用可吸收缝合线将皮瓣固定在缺损处,如果合适的话,可以将其固定在下方的骨膜上。
- 皮瓣周围和皮瓣的中心位置下方的瘢痕挛缩会造成凹陷或凸出。这些影响可以通过在皮瓣周边合理应用可吸收缝合线来减轻,可以将皮瓣固定在缺损的边缘。

鼻翼褶皱和鼻翼后部：菱形转位皮瓣

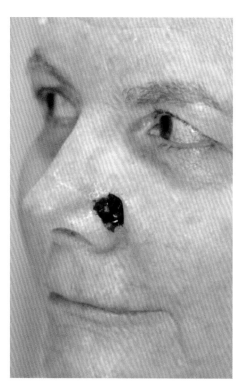

图5.8D 位于鼻翼褶皱和鼻翼后部的缺损。

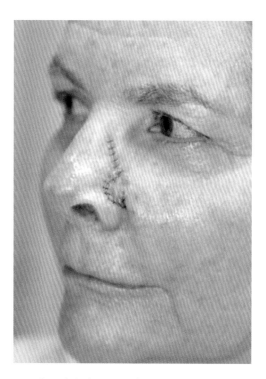

图5.8E 应用来自鼻唇沟和鼻侧壁的菱形转位皮瓣修复缺损。定位缝合可确保皮瓣的基底部缝合到缺损处及上颌骨上方的骨膜上。

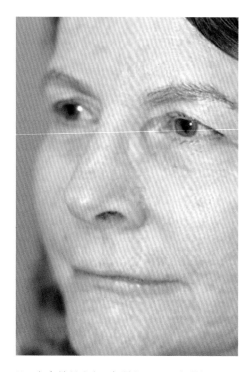

图 5.8F 愈合效果良好，鼻翼的凸面和鼻翼褶皱的凹面恢复良好。

鼻翼前部：双叶转位皮瓣，内侧蒂 5.9

与第 5.4 节中所描述不同的是，第一例病例的手术缺损位置更靠后（图 5.9A）。因此，相对于蒂部位于外侧，皮瓣蒂部位于内侧的双叶转位皮瓣可能是更好的修复方法（图 5.9B）。通过设计一个蒂部位于内侧的皮瓣，可以使修复尽量控制在一个美学单位内（例如，鼻侧壁），并避免对内鼻阀产生影响。在这种情况下，我们首先确定的是，因为缺损的位置更靠后方，应用蒂部位于内侧的皮瓣是更有利的，而且三锥体将被放置在鼻尖和鼻背或鼻侧壁的交界处。位于鼻前部的缺损（如鼻尖外侧、鼻翼褶皱前部），最好应用蒂部位于外侧的皮瓣；而缺损位于鼻后部的缺损（如鼻翼、鼻翼褶皱后方或鼻侧壁后方），最好设计为蒂部位于内侧的皮瓣。

在确定了皮瓣蒂部和三锥体的位置后，双叶转位皮瓣的设计相当简单（具体内容参见第 5.4 节）。简单地说，第一叶和第二叶应该与手术缺损的直径相同，并且呈 45°~50°角（从手术缺损到第二叶的顶端有 90°~100°的总转位）。在设计时，外观呈心形，这对皮瓣的规划和设计很有帮助（图 5.9B）。第二叶应该逐渐变为 30°角，并且关闭三级缺损区（即第二叶的起始部）时注意不要扭曲内眦或眼睑。在第一例病例中，一个明显的困难是缺损部分位于凹陷区域内。如前所述，皮瓣可能会钝性分离凹陷区域，甚至可能会形成凸起。最好的选择是确保皮瓣大小合适（即，不要太大或太小），并且小心地用可吸收缝线缝合皮瓣至伤口边缘。此外，皮瓣内有一或两处缝合可将皮瓣固定在缺损上，关键是沿皮瓣的长轴缝合，将血管供应的风险降到最低。最后，如果皮瓣的压力导致鼻翼或鼻翼褶皱的塌陷，术后第一天可以使用带有鼻腔填塞的压力绷带减少肿胀和出血的风险（图 5.9C,D）。

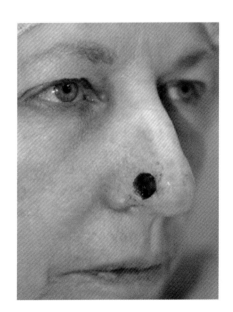

图 5.9A 位于右侧鼻翼前部和鼻翼褶皱前部的手术缺损，大小为 1.2cm×1.1cm。

鼻翼前部:双叶转位皮瓣,内侧蒂

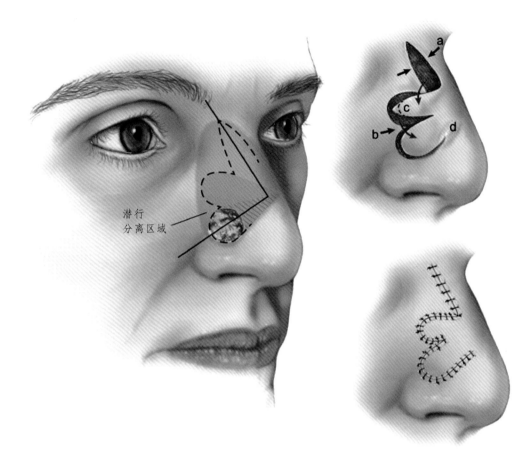

图5.9B 蒂部位于内侧的双叶转位皮瓣的设计。三锥体位于两个美学单位(鼻尖和鼻背或鼻侧壁)的交界处。每叶的大小与手术缺损直径相同,相距 45°。皮瓣的第一部分应该被设计成心形外观(灰色阴影区域所示)。第二叶与第一叶的夹角呈 45°(也就是总共 90°),逐渐变细到 30° 角,以方便关闭创口。第二叶的设计和关闭避免了对下眼睑或内眦形成张力。在切开皮瓣后,充分地潜行分离并止血,三级缺损区首先被关闭(右上图中的 a 点所示)。接下来,两叶之间的裂隙被固定至合适位置(右上图的 b 点所示)。最后,根据需要对皮瓣进行修剪,并将其缝合到位(c 点所示),同时将三锥体切除并关闭(d 点所示)。(左侧图的斜线区显示了三锥体的位置。)

鼻翼前部：双叶转位皮瓣，内侧蒂

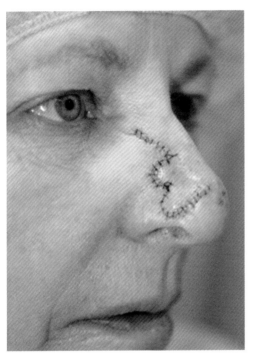

图5.9C　蒂部位于内侧的双叶转位皮瓣缝合到位。

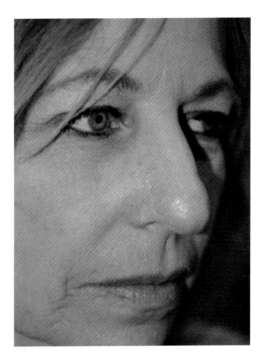

图5.9D　愈合效果。

　　本部分的第二例患者是一位缺损累及鼻翼和鼻翼褶皱的年轻男性患者(图 5.9 E)。为了使皮瓣良好地位于鼻部的一侧，避免交叉到鼻背，可以设计一个蒂部位于内侧的皮瓣，三锥体朝向鼻侧壁和鼻尖的交界处(图 5.9 F)。与第一例患者一样，两叶的宽度与手术缺损的直径相同，并且距离缺损处及彼此之间均为 45°(共 90°)。第二叶供区的关闭是为了使内眦或眼睑没有张力。关闭三级缺损区，并在两叶之间的裂隙进行关键缝合后，用固定缝线小心地将第一叶固定于缺损处，皮瓣边缘与缺损边缘用可吸收缝合线行垂直褥式埋线缝合(例如，4-0 Polyglactin 910)。结果显示，应用这一修复方式，皮瓣具有最相似的色泽、质地、厚度和光化损伤程度；切口很隐蔽，避免了游离边缘的扭曲(图 5.9G)。

关键点

- 蒂部位于内侧的双叶转位皮瓣适用于鼻侧壁、鼻翼、鼻翼褶皱上直径<1.5cm 的缺损。
- 三锥体的位置通常位于鼻尖或鼻尖上部与鼻背或鼻侧壁的交界处。
- 蒂部位于外侧的双叶转位皮瓣的关键特性在这里同样重要(参见第 5.4 节)。
- 为了尽量减少凹面(例如，鼻翼褶皱)上皮瓣的活动，可用垂直褥式埋线缝合将皮瓣固定在缺损的伤口边缘；在第一叶的缝合中，应采用固定缝合；术后 24 小时内考虑应用鼻填塞和压力绷带。

鼻翼前部:双叶转位皮瓣,内侧蒂

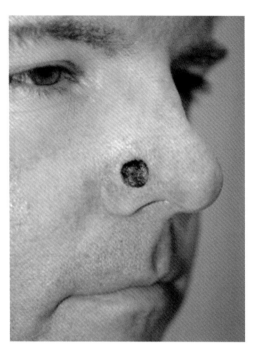

图5.9E　该患者在行基底细胞癌 Mohs 显微外科手术后,右鼻翼和鼻翼褶皱区留下约 1.2cm×1.0cm 大小的缺损。

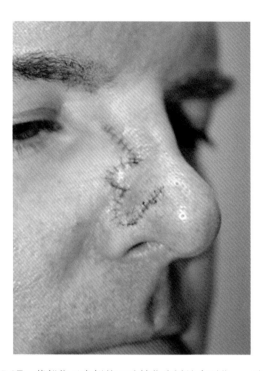

图5.9F　蒂部位于内侧的双叶转位皮瓣缝合到位。一致的分离角度和叶的大小可以防止鼻翼边缘向下或向上扭曲,还可避免对鼻阀的影响(参见图 5.4 G 和图 5.4H 关于分离角度不一致或叶的大小不一致如何影响双叶转位瓣修复的问题)。

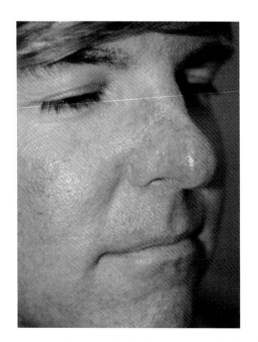

图 5.9G　愈合效果良好,保持了游离边缘和解剖学外形。

右鼻侧壁和鼻翼褶皱:鼻唇转位皮瓣　5.10

　　第一例病例中显示的是位于鼻侧壁和鼻翼褶皱区的一个相对较大的缺损。考虑到这个缺损的大小,鼻部近端没有足够的组织作为局部皮瓣重建缺损。所以,有三种选择:①全厚皮片移植修复;②用来自前额的组织瓣修复;③用来自脸颊的组织瓣修复(图 5.10A)。皮片移植通常较为简单,但是移植不能很好地重建深度,此外,因为供区可能来自耳后或锁骨上的皮肤,色泽、质地、厚度和光化损伤程度将会有所不同。一般来说,邻近的组织或美学单位的组织可提供更匹配的皮瓣或皮片进行修复,这时可以考虑应用来自前额或颊部的皮瓣进行修复。例如,可以使用正中旁的额瓣,作者更倾向于在鼻尖或鼻翼存在复杂缺损时使用该皮瓣。鼻唇转位皮瓣可以提供极佳的皮肤和软组织的匹配,对于鼻侧壁、鼻翼褶皱、鼻翼和很少出现的鼻尖侧缺损很有用。

　　对于任何修复来说,关注具体的细节是成功的关键(图 5.10 B)。首先,颊部内侧切口位置必须充分注意鼻槛。鼻槛是一块三角形的区域或半岛的组织,它将颊部、鼻部和唇部分开,应避免使这个小的解剖标志变平或变得不明显。内侧切口线应循鼻唇沟下缘进入鼻唇沟。第二,皮瓣应该足够长且在颊部内侧和鼻唇沟上逐渐变细。皮瓣的整体长度不会被放置在缺损中,但是二次缺损的关闭以及颊部和唇部之间的过渡应该是够长、微小而自然的。第三,由于这是一个转位皮瓣,在将皮瓣缝合到缺损之前,应关闭二次缺损。第四,颊部的侧切口(图 5.10 B 的 b 点)只需延伸至或略高于所做转位的位置(图 5.10B 的 c 点)。二次缺损的关闭应与下眼睑的边缘垂直,从而不会对下眼睑的游离边缘造成张力。皮瓣的宽度必须与手术缺损的直径一致(图 5.10 B 的 d 处所指宽度)。最后,切除三锥体或立锥体应指向内眦,以避免下眼睑的二次张力(图 5.10 B 的 a 点)。骨膜的缝合是必要的,以重建颊部和鼻部之间的凹度(鼻唇沟),而在鼻翼褶皱处的固定缝合可能会有所帮助(图 5.10 C,D)。有时,在修复了鼻翼的缺损后,行二期手术重建鼻翼褶皱也非常必要。

右鼻侧壁和鼻翼褶皱：鼻唇转位皮瓣

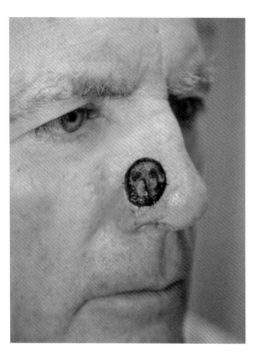

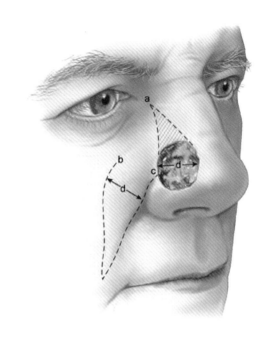

图5.10A 该患者在经过 Mohs 显微外科手术后，免疫染色显示为恶性雀斑样痣（长期皮肤晒伤导致的黑色素瘤），在右鼻侧壁和鼻翼褶皱区域留下了约 2.3cm×2.3cm 的缺损。（这个缺损的大小接近于适合用鼻唇转位皮瓣修复的上限。较年轻患者的脸颊皮肤松弛性只可以用来修复一个较小的缺损，而较年老患者的脸颊有更多的松弛皮肤来修复稍微大一点的手术缺损。在选择修复之前，应对缺损大小和可用的松弛组织进行评估）。

图 5.10B 鼻唇转位皮瓣用于重建手术缺损的设计方案。切口线 c 沿着鼻唇沟，但避免钝化由鼻翼、颊部内侧和上唇围成的鼻槛边缘。切口线应在鼻唇沟内，长而逐渐平缓，以避免面颊和上唇之间的突然过渡。第二切口线（侧切口）要到达一个比皮瓣转位的点（c 点所示）高一点的 b 点，但二次缺损的关闭（b 到 c）不应扭曲下眼睑的皮肤。皮瓣的宽度（d 所示）应该等于缺损的宽度（d 所示）。在二次缺损关闭后，皮瓣被转位到缺损区，在伤口边缘进行修整并缝合到位。三锥体（斜线标示区域）的切除应该指向内眦（a 点所示），以避免下眼睑形成继发张力。骨膜缝合可能有助于在鼻翼和鼻翼褶皱上重建鼻的凹度。

右鼻侧壁和鼻翼褶皱：鼻唇转位皮瓣

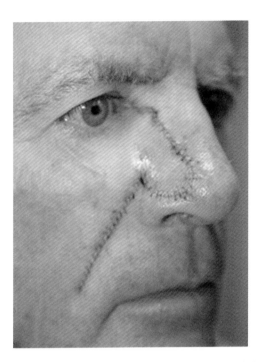

图5.10C　鼻唇转位皮瓣缝合到位。用可吸收的缝线小心地将皮瓣固定到上颌骨膜上，以重建鼻唇和内颊的凹度。同样的，用可吸收的缝线小心地将皮瓣固定在鼻翼褶皱的缺损处。

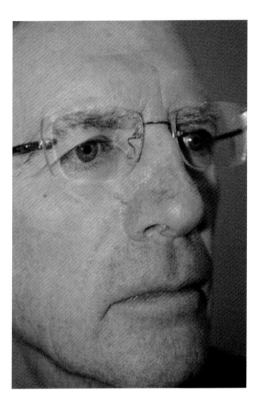

图5.10D　最终的愈合效果。与缺失组织匹配良好的外形、形状和色泽。可以用脉冲染料激光减少皮瓣、鼻部和颊部内侧上的毛细血管扩张。

　　相比于第一例病例，第二例病例的缺损相对较小，位于鼻侧壁的下侧(图 5.10 E)。该缺损较大，不能轻易地用来自鼻邻近的局部皮瓣进行重建(例如，双叶转位皮瓣)。颊部内侧可能被认为是局部皮瓣修复鼻侧壁的较好的供区。鼻唇转位皮瓣可以使转位皮瓣(减少二次张力)与皮肤特征相似，并可将切口线放在很隐蔽的部位(例如，一条切口线位于鼻唇沟内，一条指向内眦)(图 5.10F~H)。

右鼻侧壁和鼻翼褶皱:鼻唇转位皮瓣

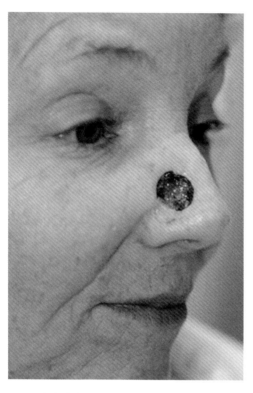

图 5.10E　右侧鼻侧壁的缺损太大,无法用蒂部位于内侧的双叶转位皮瓣进行修复(参见第5.9节)。邻近的松弛组织位于鼻部近端和颊部内侧。

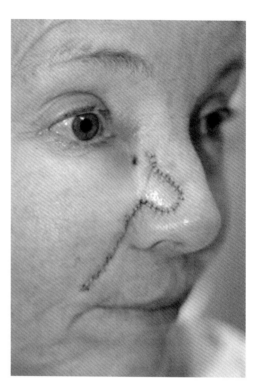

图5.10F　鼻唇沟转位皮瓣缝合到位。内侧切口沿着鼻唇沟,避免改变鼻槛的结构。颊部侧切口的位置刚好位于或略高于皮瓣必须转位的点。

右鼻侧壁和鼻翼褶皱：鼻唇转位皮瓣

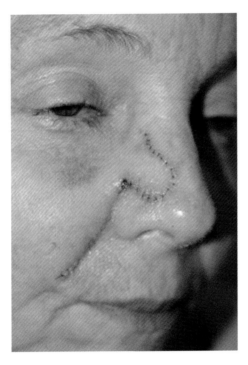

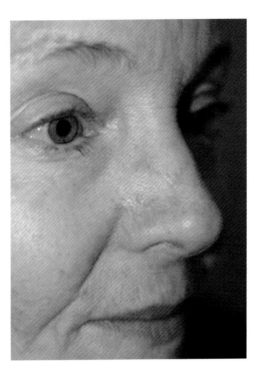

图 5.10G　术后 1 周的外观。修复时注意缺损上方切除的三锥体如何指向内眦十分重要，以避免对眦或下眼睑形成张力。同时，也需要注意长而逐渐变细的切口线应沿着鼻唇沟，以及应保留鼻槛，即面颊、鼻部和上唇之间的连接处。

图 5.10H　短期愈合效果。修复后显示了较好的皮肤色泽、质地和毛孔的匹配度，而且大部分的切口线隐藏良好。

关键点

▨　鼻唇转位皮瓣适用于鼻侧壁、鼻翼、鼻翼褶皱和鼻尖外侧(较少见)的缺损。

▨　皮瓣应足够长，沿着鼻唇沟，避免鼻槛这一解剖结构的钝化。皮瓣的宽度应与缺损宽度一致。所以，此种皮瓣不太适用于年轻患者或者面颊没有足够松弛度的缺损。

▨　外侧切口只需达到或略高于内侧切口的点(皮瓣转位的点)。

▨　作为转位皮瓣，应先关闭二次缺损，然后将皮瓣固定到手术缺损区。

▨　切除的三锥体应该朝向内眦，以避免对游离边缘造成张力。

5.11 鼻尖外侧和软组织三角区全层缺损:鼻-颊邻位皮瓣修复(鼻翼缺损修复:鼻-颊邻位皮瓣的岛状变种)

　　原发缺损的潜在修复选择有很多,包括来自鼻部的局部皮瓣和来自前额和颊部的转位皮瓣(图5.11A)。由于该缺损为较深的全层皮肤缺损,全层皮片移植也不能充分地重建伤口的深度,容易在软组织三角区和鼻翼边缘留下一个凹口。鼻部的局部皮瓣,比如双叶转位皮瓣,需要移动足够的组织来重建表面和深层的缺损,包括鼻翼边缘,但这样也会在鼻的一侧增加额外的切口线。这些切口线会导致瘢痕出现在非美学亚单位的交界处,因此可能会导致瘢痕更明显。两种最可能的美学重建方案是应用来自前额或颊部的邻位皮瓣。如果缺损累及多个美学单位或累及大部分鼻尖,额瓣可能更受青睐。因为缺损局限于鼻尖外侧和软组织三角区内,鼻-颊邻位皮瓣可以很好地重建缺损。

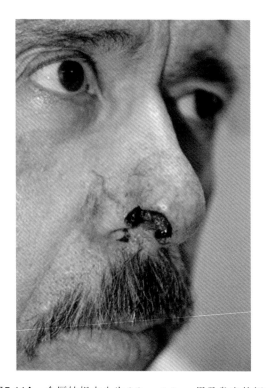

图5.11A 全厚缺损大小为2.2cm×1.4cm,累及鼻尖外侧和软组织三角区。虽然下外侧鼻翼软骨是完整的,但鼻翼的边缘是缺失的。

鼻尖外侧和软组织三角区全层缺损:鼻-颊邻位皮瓣修复(鼻翼缺损修复:鼻-颊邻位皮瓣的岛状变种)

　　鼻-颊邻位皮瓣对于鼻翼、鼻尖外侧(包括软组织三角区)以及特定情况下鼻小柱的缺损修复都很有用。在鼻翼区域,这种类型的皮瓣修复主要在累及鼻翼和鼻翼褶皱缺损时才被考虑。鼻-颊邻位皮瓣有助于避免鼻翼褶皱和鼻唇沟的解剖钝化(与鼻唇转位瓣相似)。同时,如果缺损区域同时累及鼻翼和鼻翼褶皱,那么在修复多个美学亚单位的手术缺损时,鼻唇转位皮瓣可能会更有用。不管选择什么样的修复方案,颊部内侧皮肤的色泽、质地、厚度和皮脂质量都与鼻部远端的皮肤相匹配。最后,鼻-颊邻位皮瓣有形成活板门的倾向,这可能有利于鼻翼凸度的重建。

　　在某些方面,鼻-颊邻位皮瓣的设计类似于鼻唇转位皮瓣(图 5.11B)。内侧切口沿着鼻唇沟,避开鼻翼、颊部和上唇之间皮肤的小块峡部。切口线的远端沿鼻唇沟走行,以确保皮瓣在没有明显张力的情况下充分到达缺损区。此外,没有理由去做一个短小的皮瓣,做一个更长的逐渐变细的皮瓣可以让颊部和上唇之间有一个更自然的过渡。皮瓣的外侧切口的最高点比皮瓣转位的点高几毫米(即,只是略高于鼻槛最高点)。没有三锥体被切除,因为当皮瓣蒂部分离和嵌入时,皮瓣蒂部在 3~4 周时会被移除。皮瓣的宽度必须足以修复缺损。在第一例病例中,皮瓣必须足够宽以重建鼻翼、鼻翼边缘,并环绕和重建缺失的鼻前庭黏膜。因为下鼻翼软骨是完整的,所以不需要鼻翼铺板移植来进行结构支撑。对于鼻尖外侧或软组织三角区的缺损,皮瓣蒂部的皮肤附着可以保持完整(图 5.11B~D)。对于鼻翼上的缺损,皮肤可以被切开,并维持皮下蒂部良好的血供(图 5.11H~N)。皮瓣被切开后,通过仔细地钝性分离和锐性分离来移动皮瓣。皮瓣的血液供应是随机的,主要基于面动脉和角动脉的分支,因此必须适当地设计一个足够大的皮瓣蒂部。当接近皮瓣蒂部的基底部时,钝性分离主要是为了减少血管的横切面,而蒂部的基底部则要保持一定的厚度,允许额外的血管分支穿过提上唇肌。在充分止血后,二次缺损被关闭,使皮瓣转位至手术缺损区(图 5.11C)。皮瓣应轻易到达二次缺损区;此外,额外的钝性分离有助于皮瓣的移动。皮瓣的远端需要被小心地削薄,以便适当地重建缺损的深度,但要记住,与前额旁正中皮瓣不同的是,这是一个任意型皮瓣,因此不应该被过分地削薄。皮瓣被缝合到合适的位置,而油膜或油纱被小心地缝合到皮瓣蒂部的开口处(图 5.11D)。

鼻尖外侧和软组织三角区全层缺损:鼻-颊邻位皮瓣修复(鼻翼缺损修复:鼻-颊邻位皮瓣的岛状变种)

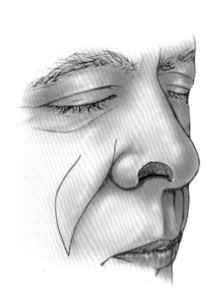

图 5.11B 鼻颊邻位皮瓣的设计。在这种情况下,皮肤连接保持不变;对于只累及鼻翼的缺损,皮瓣可呈没有皮肤连接的椭圆形皮瓣(类似于岛状皮瓣,图 5.11 H~N)。这种皮瓣的切口在外观上类似于鼻唇转位皮瓣,有一个长而逐渐变细的切口,沿着鼻唇沟,避开颊部、唇部和鼻部中间的皮肤峡区。

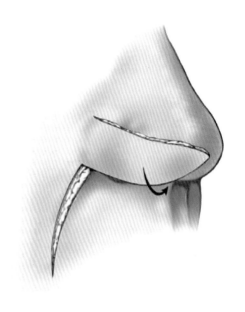

图 5.11C 当二次缺损关闭后,皮瓣转位并环绕以重建手术缺损,修复鼻翼边缘。皮瓣有很小的张力或没有张力。

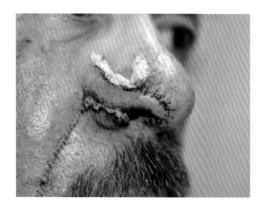

图 5.11D 鼻-颊邻位皮瓣缝合到位后的外观。一小块油膜或油纱缝合至皮瓣蒂部的开口处用以止血,并尽量减少干燥。

鼻尖外侧和软组织三角区全层缺损:鼻-颊邻位皮瓣修复(鼻翼缺损修复:鼻-颊邻位皮瓣的岛状变种)

　　皮肤缝合线在 7 天内拆除,并且在 3~4 周内断蒂(图 5.11E,F)。皮瓣蒂部被分离和嵌入时,可以对皮瓣进行削薄或修剪。该皮瓣提供了良好的色泽、质地和厚度,可以很好地修复鼻尖软组织三角区的全层缺损(图 5.11G)。

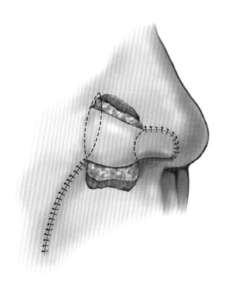

图 5.11E　3~4 周后,皮瓣蒂部分离和嵌入的设计。在皮瓣蒂部的基底部做一个椭圆形的切口,然后关闭缺损。皮瓣被进一步修整并缝合到位。

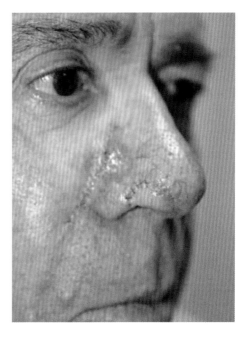

图 5.11F　皮瓣蒂部分离和嵌入后的即刻外观。

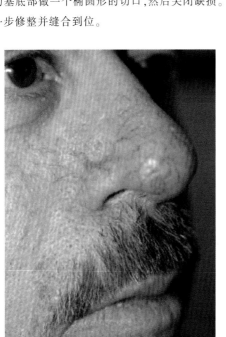

图 5.11G　最终愈合效果。

鼻尖外侧和软组织三角区全层缺损:鼻-颊邻位皮瓣修复(鼻翼缺损修复:鼻-颊邻位皮瓣的岛状变种)

对于主要累及鼻翼的手术缺损,邻位皮瓣的皮肤被环形切开,并维持皮下蒂部良好的血供。这个岛状皮瓣的变种可以更容易地转动蒂部基底部(图 5.11H,I)。

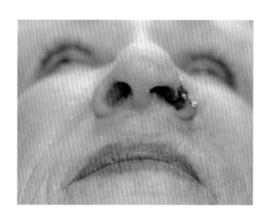

图5.11I　仰视图显示鼻翼和外部鼻阀失去了支撑。

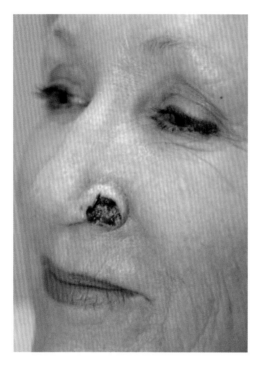

图5.11H　手术缺损累及大部分左侧鼻翼。

鼻尖外侧和软组织三角区全层缺损:鼻-颊邻位皮瓣修复(鼻翼缺损修复:鼻-颊邻位皮瓣的岛状变种)

由于鼻-颊邻位皮瓣为任意型皮瓣,皮瓣经常需要旋转 90°或更多,制备一个移动性更好的皮瓣可以降低皮瓣坏死的风险(图 5.11 J)。与其他鼻唇皮瓣和鼻-颊皮瓣一样,切口在鼻唇沟内的长而逐渐变细的皮瓣有助于隐藏瘢痕,减少明显的不对称性。皮瓣的长轴将转位并覆盖缺损的前后维度;所以仔细测量和模板的应用确保了准确的皮瓣尺寸。

在椭圆形皮瓣被切开后,继续向颊部内侧的皮下血管蒂进行钝性和锐性分离,仔细行钝性分离保留了血供良好的皮瓣蒂部。皮瓣被转位至手术缺损处,确保足够的接触和最小的张力。如有必要,额外仔细的钝性分离可以进一步移动皮瓣。覆盖手术缺损的皮瓣被削薄后(与轴向皮瓣不同,如正中前额皮瓣),留下了一层非常薄的皮下脂肪层。手术缺损可以扩大(模板和皮瓣设计应该考虑到这一点),以便在美学亚单位内完成修复工作。一个重要的例外是鼻翼至鼻槛的附着处。只要有可能,鼻翼后方的残端(如,2~3mm)应该保留以连接皮瓣,因为适当地重建鼻翼和鼻槛的附着处是很困难的,而皮瓣的切口线在鼻翼后方也可以很好地被隐藏。

如有必要,可在鼻翼边缘使用软骨板移植物,以增加结构支撑,并可保留外鼻阀功能。在大多数情况下,从外耳的后壁获取软骨,支撑物尺寸为 5~8mm,比跨度所需的缺损长 6~8mm。使用外耳软骨的原因是它较为坚固,有一个很好的凹面(在重建鼻翼凸面时很有用),而且容易获取。3~4mm 深的小囊袋制备成剩余的鼻翼组织,以使鼻翼铺板移植物滑动到位,同时,用 4-0 的 Polyglactin 910 缝线将软骨移植物固定在缺损处。

鼻尖外侧和软组织三角区全层缺损:鼻-颊邻位皮瓣修复(鼻翼缺损修复:鼻-颊邻位皮瓣的岛状变种)

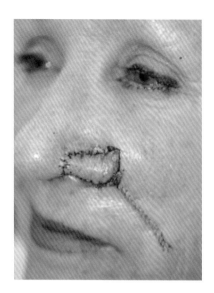

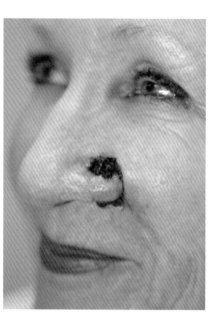

图 5.11J 鼻-颊邻位皮瓣用以修复鼻翼缺损。在这个病例中,因为缺损只累及鼻翼,而未累及软组织三角区或鼻尖,将皮瓣设计成椭圆形的岛状皮瓣,其蒂部具有良好的血供。从外耳获得的软骨板移植物用来为鼻翼边缘提供结构和支撑(术后即刻照片)。用3%三溴酚铋和凡士林浸渍的细纱布小心地包裹在皮瓣蒂部的开口处,以避免干燥)。

图5.11K 3周后蒂部分离和嵌入之前的即刻外观。供区在鼻唇沟愈合良好。鼻翼上还粘着纸带,凡士林的纱布也已经干了。

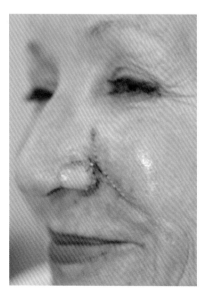

图 5.11L 术后即刻外观。皮瓣被仔细地削薄和修整,以与缺损区更好地匹配。

鼻尖外侧和软组织三角区全层缺损：鼻-颊邻位皮瓣修复（鼻翼缺损修复：鼻-颊邻位皮瓣的岛状变种）

一旦颊部的二次缺损被关闭，用不可吸收缝合线将皮瓣缝合到位，然后小心地将油纱或油膜固定在皮瓣蒂部显露的部分（图 5.11J）。缝线在 1 周内拆除，与其他的邻位皮瓣一样，皮瓣蒂部在 3~4 周内分离并嵌入（图 5.11K~N）。

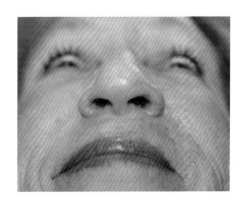

图 5.11N　仰视图显示鼻翼和鼻翼边缘有良好的支撑。

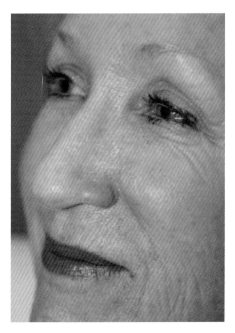

图 5.11M　愈合效果。皮肤色泽良好，质地匹配，外形良好。

关键点

▨ 鼻-颊邻位皮瓣是用于修复鼻翼、鼻尖外侧和鼻小柱缺损的任意型皮瓣。对于鼻尖外侧或鼻小柱的缺损，皮瓣蒂部的皮肤可以保持完整。对于局限于鼻翼的缺损，可以切开皮瓣蒂部的皮肤，使皮瓣更容易旋转。

▨ 应该使蒂部保持良好血供，并且应该以最小的张力将皮瓣缝合到位。

▨ 对于鼻翼缺损，手术缺损可以扩大，切口设计在鼻翼的美学亚单位交界处，但保留鼻翼后侧部分（可能的话）可产生更美观的效果。

▨ 软骨板移植可以为鼻翼边缘提供良好的结构支撑。

▨ 通过将移植物的末端放在鼻翼缺损两侧的囊袋内及利用可吸收的缝线将软骨固定在缺损处，以确保伤口的愈合。

<table>
<tr><td>5.12</td><td>鼻尖或鼻部远端较大的缺损:前额旁正中皮瓣</td></tr>
</table>

第一例患者是位年轻患者,在右侧鼻尖、鼻翼褶皱前部,以及延伸到鼻侧壁有个很大的缺损(图 5.12A)。这里修复的关键是要转移足够多的组织来填充软组织空腔,并用与缺失的鼻部皮肤匹配的皮肤来重塑鼻部的外形,而前额旁正中皮瓣满足了上述要求(图 5.12B~D)。通过稍微扩大手术缺损的部分,切口位置会更接近美学亚单位的交界处,切口线和随后的瘢痕会隐藏得更好(图 5.12E,F)。

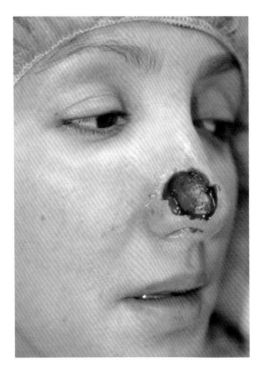

图 5.12A 这位年轻患者的手术缺损累及鼻尖外侧、鼻翼褶皱前部和鼻侧壁。

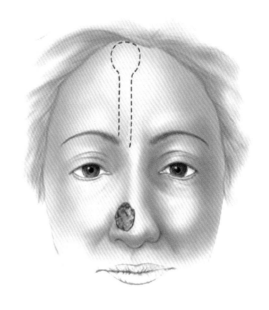

图 5.12B 同侧前额旁正中皮瓣的图解。皮瓣蒂部的宽度应该保持在 1.2~1.5cm 之间,直到它到达模板并与前额发际线相邻。皮瓣蒂部的基底部集中在眉间沟的内侧,在这里,滑车上动脉穿过夹在皱眉肌和额肌之间的眶缘。如果必要的话,可以在眶缘之外设计内侧切口,避免损伤血管。

鼻尖或鼻部远端较大的缺损：前额旁正中皮瓣

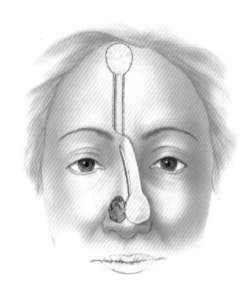

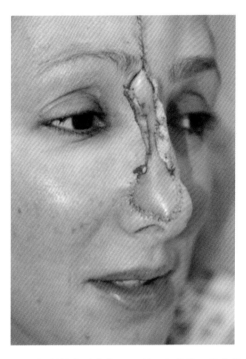

图 5.12C　模板下的缺损可以很表浅（吸烟者除外），可以通过二期愈合实现更快、更好的愈合。皮瓣蒂部的切口位于骨膜层面上，并在此深度进行。在皮瓣被转到鼻部的手术缺损前，皮瓣蒂部的缺损很容易以侧-侧修复的方式关闭。

图 5.12D　轻微扩大手术伤口，所以在美学亚单位的交界处有更多的切口。前额旁正中皮瓣缝合到位。油纱或油膜包裹在皮瓣蒂部的开放处，并小心地固定在皮瓣蒂部的边缘。

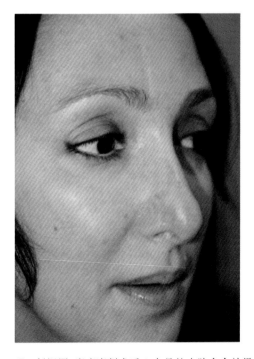

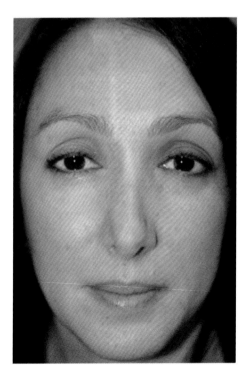

图5.12E　斜视图，瘢痕磨削术后 3 个月的皮肤愈合效果。

图5.12F　正面的愈合外观。

鼻尖或鼻部远端较大的缺损:前额旁正中皮瓣

　　第二例患者年龄较大,其缺损累及整个鼻尖美学亚单位,并延伸至下面的鼻软骨、鼻小柱和软组织三角区(图 5.12G,H)。对于鼻尖上的较大缺损,重建方案的选择有限。前额旁正中皮瓣可以提供足够的皮肤和软组织来修复缺损(图 5.12I~L)。

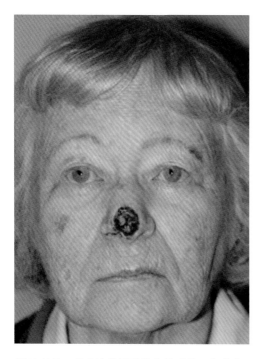

图 5.12G　手术缺损累及鼻尖并延伸至鼻小柱。

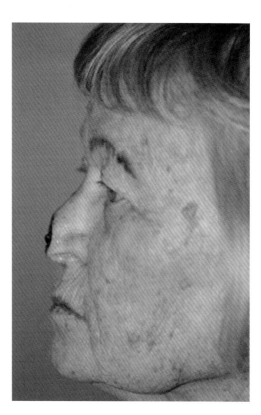

图 5.12H　侧面图显示了缺损延伸至鼻软骨,并且鼻尖投影有所缺失。

鼻尖或鼻部远端较大的缺损:前额旁正中皮瓣

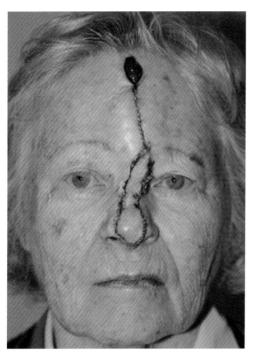

图5.12I　前额旁正中皮瓣缝合到位。供区部位的上方部分关闭,剩余的部分可以通过二期愈合实现创口愈合。

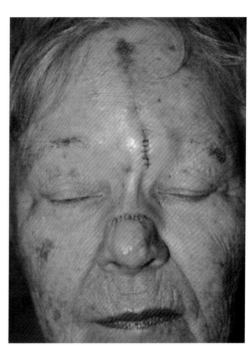

图 5.12J　第一次术后 3~4 周蒂部分离和嵌入后的即刻外观。供区邻近发际线的位置已基本愈合。

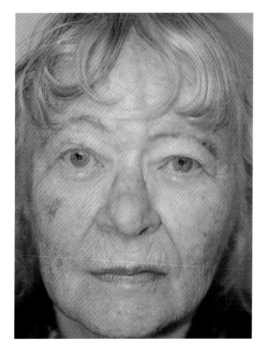

图5.12K　3 个月后整个面部愈合的图片显示了供区和鼻尖愈合良好。

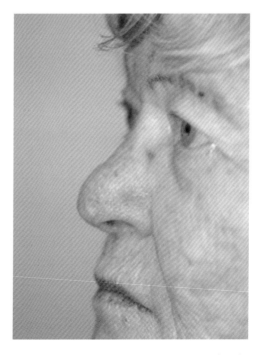

图5.12L　侧面愈合的视图显示了投影良好的鼻尖部及愈合良好的手术瘢痕。

鼻尖或鼻部远端较大的缺损:前额旁正中皮瓣

与鼻–颊邻位皮瓣相比,前额旁正中皮瓣是一个轴向型皮瓣,血供主要来自滑车上动脉及其附近的其他血管。滑车上动脉在眉间褶皱处穿过眶缘,夹在额肌和皱眉肌之间直到面中部,这里它从表面穿过额肌,并到达上额的皮下组织。与其他轴向型皮瓣一样,解剖学知识对于设计成功的修复方案起着至关重要的作用。

与其他更复杂的修复一样,修复成功的最佳选择是运用系统化的方法去设计和实施皮瓣。正如其他重建过程所做的一样,比如第5.4节中的双叶转位皮瓣,如果我们以一种深思熟虑的系统方法去设计和制备前额旁正中皮瓣,就不会对修复望而生畏,修复也会变得更简单,更容易成功。

鼻尖或鼻部远端较大的缺损:前额旁正中皮瓣

5.12.1 操作步骤:前额旁正中皮瓣

1. 选择从哪一侧制备皮瓣。一般来说,皮瓣的蒂部应设计在手术缺损的同侧(图 5.12B)。虽然皮瓣蒂部设计在对侧,皮瓣扭转的角度较小,但蒂部设计在同侧的皮瓣,其蒂部与缺损远端的距离更小,更容易接触。相比于设计一个适当的皮瓣,旋转角度的差异就不那么重要了。

2. 创建缺损对应的模板。手术缺损可以扩大延伸至美学亚单位的边缘,这样切口线和随后的瘢痕就可以很好地隐藏起来。然后,小心地放置一块 Telfu 纱布或其他非附着的敷料在缺损的上方并施加一个压力,这样缺损对应的模板就会形成。对模板的边缘进行修剪,调整其尺寸和形状。这个模板将被放置在与发际线相邻的同侧前额上方,作为前额旁正中皮瓣的远端。

3. 设计皮瓣的蒂部。皮瓣最窄的部分在眉间褶皱上,宽度为 1.2~1.5cm。通常,滑车上动脉可以在眉间褶皱内侧找到;因此在设计时应该考虑到这一点。皮瓣的蒂部应该保持在相同的宽度,直到它到达模板处,模板周围的皮瓣应被小心地标记出来。4cm×4cm 的纱布可以作为皮瓣蒂部和皮瓣的模型来确保皮瓣可以从皮瓣蒂部的基底部到达手术缺损处。

4. 切割皮瓣。制备皮瓣时应切到模板周围表浅的皮下组织。当从皮瓣远端切至较窄的蒂部(即前额的上方)时,切口向下延伸至额肌下方,刚好在骨膜上方。从这层面开始,沿着骨膜进行钝性剥离。在适当的位置和适当的平面上保持皮瓣蒂部足够的宽度,滑车上动脉和其他血管可以在皮瓣蒂部内得以保护。如果皮瓣长度需要增加, 通过仔细地潜行分离和延长在皮瓣蒂部的内侧切口可以将皮瓣延伸至眶缘以下一小段距离。

5. 皮瓣远端的削薄。除吸烟者外,皮瓣的远端可以被充分削薄,皮瓣的大小也会被修剪。皮瓣边缘多余的脂肪应适当地去除,这样伤口边缘较平,易于缝合。这时也可用光点电干燥处理皮瓣边缘。

6. 将皮瓣缝合到位。与其他转位皮瓣一样,二次缺损(即前额)要首先关闭(图 5.12 C)。前额伤口最上方的部位(即模板的位置)可以通过二期愈合实现伤口的愈合。在关闭前额中部和下部的二次缺损后,将皮瓣缝合到鼻部的手术缺损处。皮瓣上应该有很小的或几乎没有张力。皮瓣蒂部的开口处用油膜或油纱小心包裹并缝合,避免皮瓣蒂部的附属血管结扎(图 5.12D,I)。可以用压力绷带加压 24 小时;然而,皮瓣的蒂部应避免压力。

7. 拆线以及蒂部分离和嵌入。经皮缝线在 1 周内拆除,用胶带覆盖伤口。患者继续给予前额上方局部伤口护理,以达到二期愈合的目的,直到完全愈合。手术后 3~4 周皮瓣蒂部分离和嵌入(图 5.12J)。与此同时,皮瓣可以削薄,伤口边缘可以进行清理或修剪。最终愈合的图片显示,皮瓣为修复鼻部远端较大的缺损提供了良好来源,而供区也通过二期愈合达到了良好的愈合效果(图 5.12E,F 和 K,L)。

鼻尖或鼻部远端较大的缺损：前额旁正中皮瓣

关键点

▨ 前额旁正中皮瓣为轴向型皮瓣，血供来自滑车上动脉和附近的其他血管。

▨ 滑车上动脉穿过眶缘深至眉间沟（即眉毛内侧），夹在皱眉肌和额肌之间。在这个位置，皮瓣蒂部的宽度应为 1.2~1.5cm。

▨ 鼻中部或鼻尖、鼻尖上部或鼻小柱的缺损可以用从前额任意一侧的皮瓣来修复。鼻部一侧的缺损应考虑用同侧的额瓣进行修复。

▨ 皮瓣最上方的切口切至皮下脂肪即可。一旦切口到达较窄的皮瓣蒂部，应该潜行分离至骨膜水平，并保持在这个水平上以保持血液供应。

▨ 通过小心地将切口内侧延伸至眶缘之外，可以将皮瓣蒂部延长一小段，以避免对滑车上动脉和附近其他血管产生损伤。

（章茜　韩伟　译）

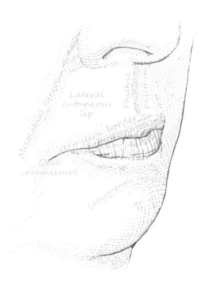

　　唇的功能完整性在语言表达、维持和表达情感方面至关重要,它需要保持口腔的孔径和功能,以及感觉和活动。同时,唇部美观的重要性是显而易见的,不仅因其位置处于中央,还有唇部表面轮廓、颜色、纹理微妙的变化,皆为社会交往中面部美观的焦点。由于缺乏软骨或骨性支撑,它们对游离边缘的扭曲和皮瓣的拖拽(变形)特别敏感。总之,要保持功能的完整性和外形的美观,应避免难看的瘢痕、不对称或变形。

6.1 左上唇皮肤：侧-侧修复

对于上唇或下唇的小缺损来说，侧-侧或复杂的线性闭合是很好的修复方式(图6.1A~D)。强调三个要点：①伤口应该在垂直于唇边缘的方向上闭合；②无论切口是否会越过唇红缘，都应行三角锥体或立锥体切除；③如果越过唇红缘，应准确地重新复位缝合。第一点避免了唇游离边缘的偏差，并把切口放置在实际或预期的口周皱纹内。第二点可防止唇红缘的移位(图6.1E)。最后，如果越过了唇红缘，应确保适当的重新复位。最好的方法是术前标记出边缘，或者为唇红缘编号。对位较差的唇红缘可能需要二次手术修正。

关键点

▦ 以侧-侧修复方式闭合的伤口要沿着口周皱纹的方向，以直角到达唇红缘。

▦ 当切除立锥体时，跨过唇红缘不要犹豫，因为切除太短会使唇缘偏离。

▦ 如果越过了唇红缘，应该仔细复位缝合(从唇红缘或略高于此边缘处开始埋线缝合，以确保准确复位)。

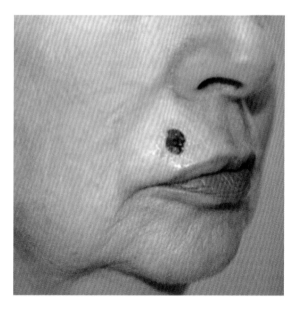

图6.1A 右上唇小的手术缺损。

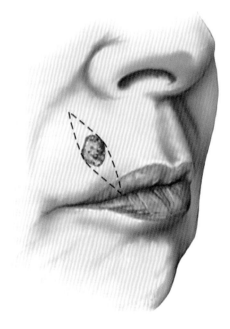

图6.1B 复杂线性修复设计。沿口周皱纹皮肤张力线方向闭合缺损。必须去除适当大小的三锥体组织，同时重新修复唇红。

左上唇皮肤：侧–侧修复

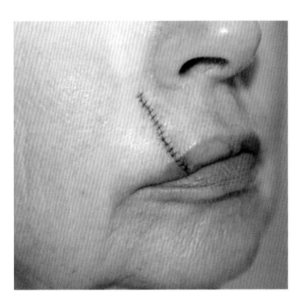

图 6.1C   术后即刻外观。

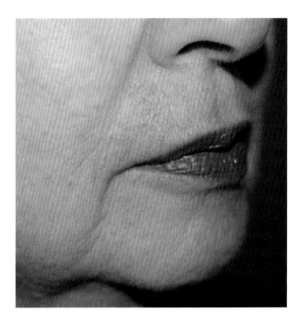

图 6.1D   愈合后外观。切口线很好地隐藏在口周皱纹中。

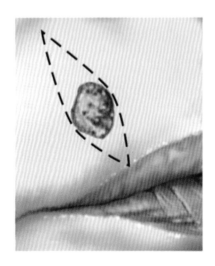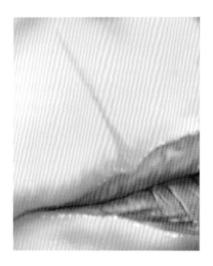

图 6.1E   不合理的修复设计。由于未越过唇红缘，切除的三锥体过短，剩余组织使得唇部游离边缘变形。

6.2 右上唇：推进皮瓣

此类缺损较大，无法采用侧-侧修复，除非缺损为全层缺损，则可以楔形切除后闭合缺损(图 6.2A)。由于唯一缺失的组织是皮肤和皮下脂肪，因此最好将重点放在重建这些结构上，并保留完好无损的底层组织。考虑一下缺失的组织，即皮肤和皮下组织；考虑一下哪里有足够的组织可以借用。在这种情况下，可以利用位于唇部外侧和颊部内侧的松弛组织。

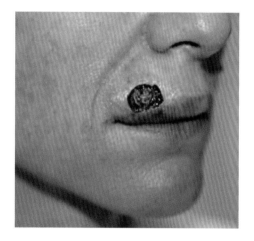

图 6.2A 上唇有大面积缺损，大小为 1.5cm×1.1cm，位于唇红边缘上方。

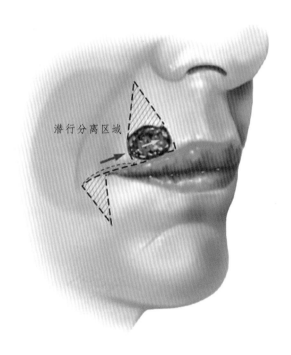

潜行分离区域

图 6.2B 推进皮瓣设计，从上唇外侧和颊部内侧获取组织。在美学亚单位内完成修复，必要时扩大缺损，使切口保存在唇红缘。切口沿着唇红缘，经过口角朝向颊部内侧。在口角处切除三锥体，切口线落在口角纹内。切除这个三锥体并凹向颊部有利于皮瓣的推进。方向应该稍稍向上(即与唇红缘上方的方向相同，斜线标出的区域表示需要切除的组织)。在唇红缘切口上方可以切除一个小的新月状组织，以减少唇边缘向下偏移(见虚线和点状区域)，但要避免因过度的切除导致发生唇外翻。

右上唇：推进皮瓣

唇部外侧和颊部内侧的推进皮瓣是修复这类缺损的良好选择(图 6.2B)。大部分切口线可以被很好地隐藏，而且这部分组织与缺损部位匹配良好。开始时，如果缺损没有扩展到唇红缘，应先扩大缺损，以便修复和后续的瘢痕位于美学亚单位的交界处。皮瓣切口从缺损的下外侧开始，并继续向侧面延伸，刚好在唇红缘上，即所谓的"唇白线"。切口继续经过口角到达颊部内侧，在此切除三锥体，以使皮瓣能够推进。在皮下脂肪组织中对皮瓣进行广泛的钝性分离或锐性分离，延伸到颊部内侧，从颊部内侧开始获取松弛组织。在充分剥离后，皮瓣沿着唇红缘向前推进，用可吸收缝合线以垂直褥式埋线缝合固定到缺损的内侧，小心缝合以避免向上牵拉唇部(唇外翻)(图 6.2B~D)。即使小心注意皮瓣的移动方向，皮瓣可能有向下推唇部外侧的倾向("帽状")。这可能与皮瓣逐渐增宽有关，也可能与皮瓣部过多的软组织向外侧从口角延伸至颊部内侧有关。为了避免这种对上唇外侧向下的压力，皮瓣应向唇红缘稍上方推进(下唇偏下)，避免对嘴唇边缘向上或向下的力量。如有必要，可以沿着皮瓣边缘切除非常小的新月形组织，但应避免过量的手术切除和由此产生的唇外翻(图 6.2B)。在第二次手术中很容易去除多余的组织，但如果在第一次手术中切除过多的组织时，后期增加组织的难度就大得多。

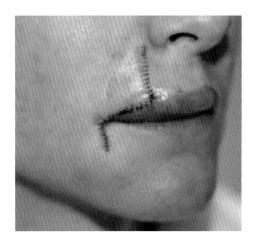

图 6.2C 推进皮瓣缝合到位。皮瓣沿唇红缘向前推进，注意避免唇红缘向下或向上偏移。

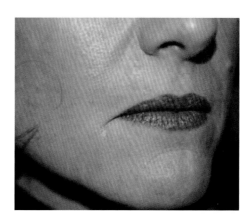

图 6.2D 最终愈合效果。

右上唇:推进皮瓣

第二例患者年龄较大,缺损也更大,但修复原则不变(图 6.2E)。邻近的松弛组织位于上唇外侧和颊部内侧。从这些部位获取推进皮瓣的组织,切口位置最好隐藏在松弛皮肤张力线内(口周皱纹和口角线)和美学亚单位边缘(唇红缘)(图 6.2 F,G)。

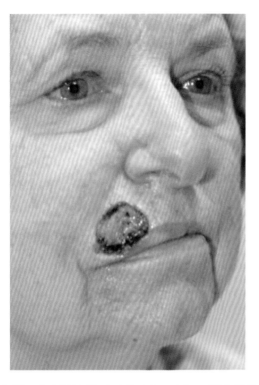

图 6.2E　右上唇缺损,大小为 2.9cm×2.2cm,延伸到唇红缘。

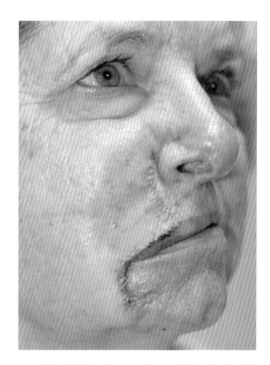

图 6.2F　推进皮瓣重建上唇,从上唇外侧和颊部内侧获取松弛组织。切口沿唇红缘经过口角,切除三锥体并在口角线内关闭缺损。

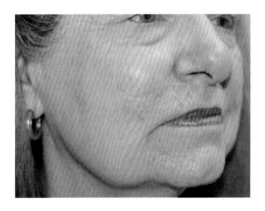

图 6.2G　5 个月后愈合效果。大多数切口线沿唇红缘、口角线和口周皱纹愈合良好。

右上唇：推进皮瓣

关键点

■■ 切口被放置在唇红缘之上的"白线"内,继续通过口角,行三锥体切除,在口角线内闭合三锥体。

■■ 皮下浅层分离至颊部内侧,从该处获取大部分松弛组织。

■■ 皮瓣沿着唇红缘向前推进,避免游离边缘向上或向下偏移。

■■ 在皮瓣推进方向上切除的三锥体要沿着口周皱纹方向。

6.3 上唇：旋转皮瓣

对于许多外科医生来说,像上唇靠近鼻槛处的这种缺损通常应用旋转皮瓣修复(图 6.3A)。尽管旋转皮瓣可能适用于这种类型的伤口,但作者认为它们并不是这一区域缺损的"首选"修复方法,尤其是鼻槛内的缺损。虽然大部分弧形切口可以隐藏在鼻唇沟内,但皮瓣的移动会引起口角的扭曲或提升(图 6.3B)。同时,对于鼻槛外侧的缺损或缺损太大无法行侧–侧修复时,旋转皮瓣可能是最好的选择。转位皮瓣往往会产生过多的额外切口和瘢痕,容易形成牵拉,如果设计不当可能会扭曲唇部。新月形推进皮瓣可能造成鼻槛不对称和钝化。作者认为,对于鼻槛内的缺损,岛状推进皮瓣是更好的选择(参见第 6.4 节),但对鼻槛外的缺损,旋转皮瓣的效果也相当不错。大部分的切口都可隐藏起来,除了轻微的口角上抬外,美观效果是可以接受的(图 6.3C)。

关键点

▓ 对于鼻槛外侧较大而无法行侧–侧修复的缺损来说,旋转皮瓣可提供较好的美容效果,但是过大的旋转皮瓣可能会导致口角的上抬。

▓ 弧形切口应沿着鼻唇沟经过口角,在那里行三锥体切除或做回切。

上唇：旋转皮瓣

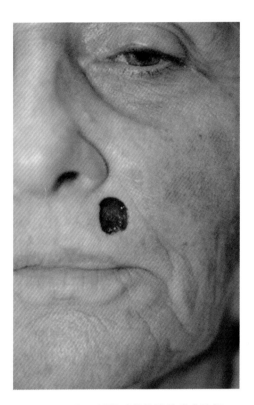

图 6.3A　左上唇靠近鼻槛缘的手术缺损。

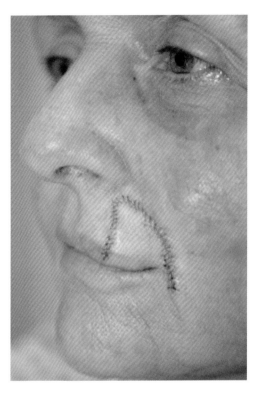

图 6.3B　应用旋转皮瓣进行修复。大部分切口都隐藏在鼻唇沟内，但左侧口角有轻微上抬。

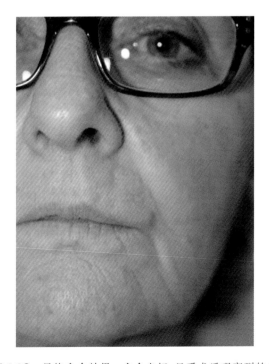

图 6.3C　最终愈合效果。愈合良好，且手术后观察到的口角上抬得到了解决。

6.4　鼻槛:岛状推进皮瓣

　　与第 6.3 节中的示例不同,这一缺损位于鼻槛内,累及颊部、鼻部和上唇的三角形半岛状组织(图 6.4A)。虽然有些人可能会考虑应用前面示例中的旋转皮瓣进行修复,但还是存在同样的问题,即口角上抬或扭曲唇部。适用于修复该部位缺损的另一个选择是岛状推进皮瓣。由于这些皮瓣缺乏皮肤附着,它们比其他随意皮瓣更灵活。该皮瓣的血供完全在皮下蒂内;因此,皮瓣的设计和组织的处理是至关重要的。有许多原因可以解释为什么岛状推进皮瓣适用于这一部位。皮瓣修复位于一个美学单位内。三角形皮瓣的一条长边和底部被放置在美学单位的交界处,所以之后的瘢痕可以隐藏得很好。皮瓣非常灵活,二次张力不会像旋转皮瓣那样上抬口角或唇部游离边缘。

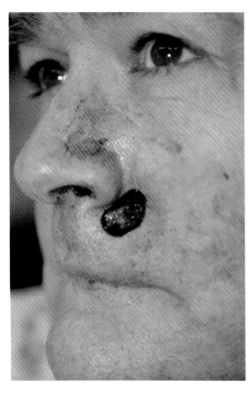

图 6.4A　手术缺损位于鼻槛,大小为 2.3cm×1.5cm。

鼻槛:岛状推进皮瓣

　　岛状推进皮瓣在该部位成功的设计和应用依赖于几个关键的细节。一条长切口线沿着鼻唇沟延伸,而另一条则穿过唇部,逐渐变细,直至与鼻唇沟切口相交的部位(图 6.4B)。逐渐变细可使二次张力最小,也会使内侧切口看起来最小。在皮瓣切开后,仔细行钝性分离和锐性分离。首先是在前缘和后缘分别减少推拉和牵扯。接下来,在皮瓣两侧继续分离。关键是移动皮瓣的同时保持一个健康、强健的血管蒂,其位于皮瓣的 1/3 和 2/3 之间(从前缘测量)。应用钝性解剖剪刀垂直旋转和展开剪刀有助于分离组织和减少对血管的创伤。一旦充分分离,皮瓣的前缘用可吸收缝合线以垂直褥式埋线缝合固定(图 6.4C)。闭合二次缺损,三角形的长边同样也用几条可吸收缝合线埋线缝合。最后,表皮对位、外翻缝合,应用 6-0 的聚丙烯缝合线经皮连续缝合或行简单间断缝合(图 6.4D,E)。

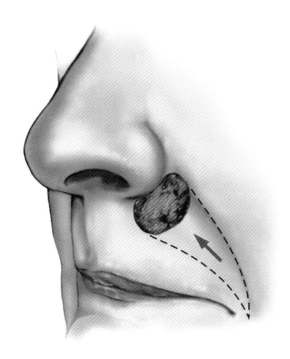

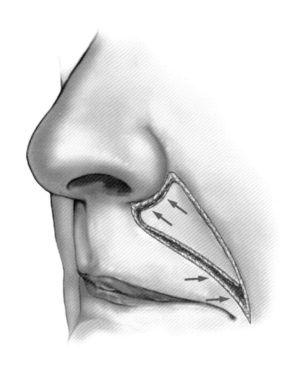

图 6.4B　岛状推进皮瓣的设计。长切口被放置在鼻唇沟内。皮瓣推进至缺损处后可修复重建将鼻、颊部和唇分离的三角形半岛缺损。

图 6.4C　皮瓣的推进。一个长长的、逐渐变细的三角形减少了上唇的二次张力,使从颊部到上唇的过渡看起来比较自然。

鼻槛:岛状推进皮瓣

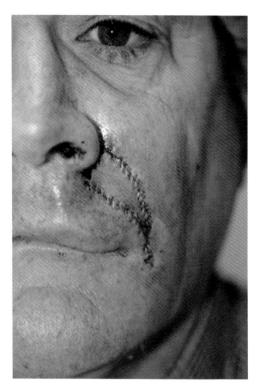

图 6.4D   岛状推进皮瓣缝合到位。

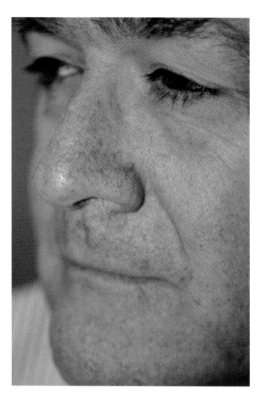

图 6.4E   愈合后的效果显示,切口线很好地隐藏在鼻唇沟中,并且很好地重建了鼻槛,没有出现其他几种修复方式容易产生的鼻槛钝化。

第二个示例为较为罕见的病例,两处基底细胞癌累及双侧鼻槛。这一修复证明了岛状推进皮瓣在重建这种重要解剖标志,保留鼻、颊部、唇部等组织之间的界线,以及将三角形皮瓣的底部、长边切口隐藏在解剖单位交界处和鼻唇沟内的效果(图 6.4F~K)。

鼻槛:岛状推进皮瓣

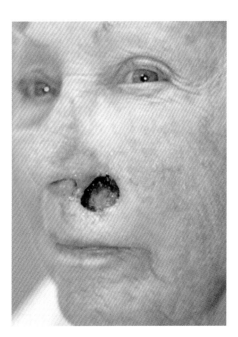

图 6.4F 基底细胞癌四阶段 Mohs 手术后的手术缺损,大小为 1.9cm×1.9cm。

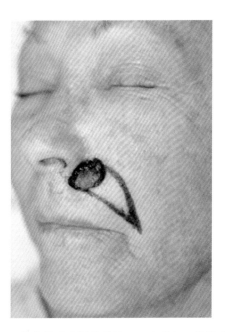

图 6.4G 岛状推进皮瓣的设计。一条长切口线沿着鼻唇沟,另一条长切口线从手术缺损的下侧开始,逐渐变细,直到与鼻唇沟内的第一条切口线汇合。

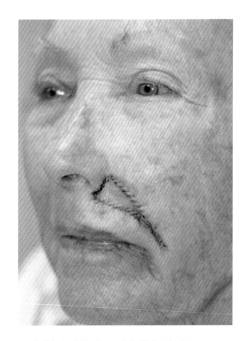

图 6.4H 皮瓣移动推进至手术缺损处,用 4-0 Polyglactin 910 可吸收缝合线埋线缝合到位。皮瓣的尾部用 6-0 聚丙烯缝合线以水平褥式半埋线缝合固定("尖端缝合")。另外再用可吸收缝合线埋线缝合皮瓣,表皮用 6-0 聚丙烯缝合线经皮连续缝合。

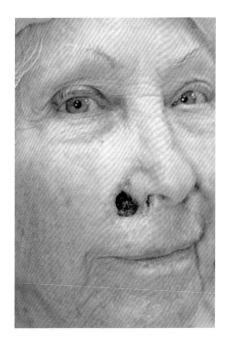

图 6.4I 2 周后,同一患者治疗位于右侧鼻槛的基底细胞癌手术缺损,大小为 1.4cm×1.2cm。此时,左侧伤口护理包括涂抹防晒或硅凝胶产品以及进行防晒。

鼻槛：岛状推进皮瓣

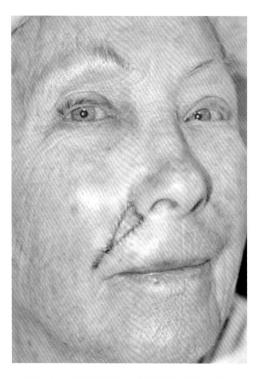

图 6.4J 右侧鼻槛的岛状推进皮瓣缝合到位。

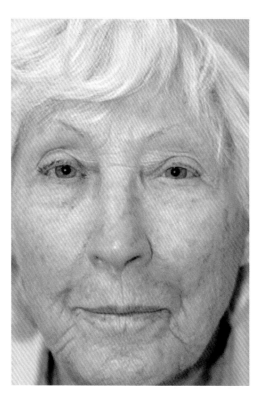

图 6.4K 术后 2 个月，切口线愈合良好，红斑逐渐消退，鼻槛重建良好（术后立即进行常规的伤口护理，包括用过氧化氢清洗切口，每天 2 次使用凡士林和不粘绷带。拆线后，将无菌纸带贴在切口线上。一旦胶带脱落，每天 2 次涂抹硅凝胶或防晒凝胶）。

关键点

■ 岛状推进皮瓣对于鼻槛的缺损是有用的，一条长切口线放置在鼻唇沟内，而基底部切口线则隐藏在鼻槛内。此外，皮瓣的一个底角可代替缺失的鼻、唇和颊部分离的三角形或半岛状鼻槛。

■ 三角形的长边应拉长并逐步变细减少二次张力，使颊部和唇部之间的过渡更加自然。

■ 皮瓣的前缘、后缘和侧缘应仔细分离，以维持位于皮瓣较宽部分的健康血管蒂。当皮瓣的前缘没有明显的二次张力或牵扯时，就完成了分离。

■ 首先，应该使用可吸收缝合线缝合手术缺损部位皮瓣的前缘，其次是关闭二次缺损，最后缝合三角形的长边。

上唇中部唇红和下唇中部唇红：唇红切除术和黏膜推进皮瓣　6.5

　　第一例病例的缺损大小为 2.2cm×1.1cm，完全位于上唇的美学亚单位内，即唇红内（图 6.5A）。此外，患者有广泛的日光损伤，包括累及上唇的光线性唇炎。如果周围的唇红是健康的且未来不大可能患皮肤癌，可以考虑利用剩余的唇红组织进行修复（参见第 6.6 节），但我们可以选择唇红切除术和黏膜推进皮瓣进行修复。除了去除上唇癌前病变外，该手术可在一个美学亚单位内完成修复，并可把切口线放置在两个美学亚单位之间（即唇红和唇部皮肤）（图 6.5B，C）。

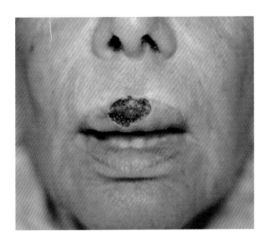

图 6.5A　上唇唇红的手术缺损，大小为 2cm×2.1cm。

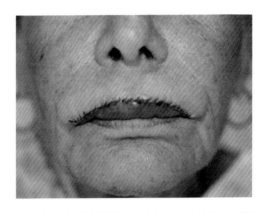

图 6.5B　剩余的唇红被切除，并应用黏膜推进皮瓣进行修复。通过潜行分离到小唾液腺直到浅层口轮匝肌上方，从而移动皮瓣，小心分离以避免损伤唇动脉。在充分分离后，皮瓣推进至手术缺损处，并以可吸收缝合线沿唇红缘埋线缝合固定。表皮以 5-0 丝线经皮连续缝合关闭，在这个位置，丝线比合成缝合线（如聚丙烯）更耐受。

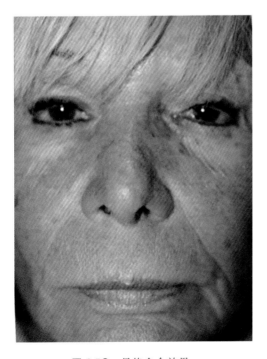

图 6.5C　最终愈合效果。

上唇中部唇红和下唇中部唇红:唇红切除术和黏膜推进皮瓣

唇红切除术和黏膜推进皮瓣的应用在下唇更常见(图 6.5D~G),但是要记住与上唇修复时同样的要点。首先,术前与患者讨论术后的预期。唇部可能会变薄(如前-后径变小),重建唇红的色泽和质地可能会更加红润和光滑。有时,患者可能会出现麻木感,因为一些感觉神经在行唇红切除术时被切断。对于男性来说,特别是下唇的修复,可能由于二次张力使下唇的胡须向上,从而刺激上唇。

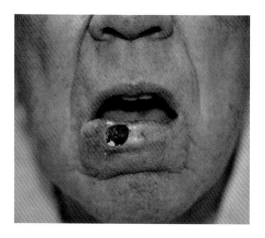

图 6.5D 男性患者,70岁,手术缺损位于下唇唇红,大小为 1.6cm×1.6cm。

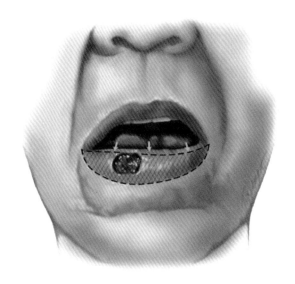

图 6.5E 唇红切除术和黏膜推进皮瓣的设计。光化损伤的干性红唇以新月形的方式切除到唇红缘(斜线区代表被切除的受损唇红)。湿性红唇和唇黏膜小心地进行钝性分离至小唾液腺,避免对下唇动脉的损伤。继续分离至龈沟,直到皮瓣能被推进到唇红缘,用4-0或5-0可吸收缝合线埋线缝合,以及应用5-0或6-0不可吸收丝线连续缝合。

上唇中部唇红和下唇中部唇红：唇红切除术和黏膜推进皮瓣

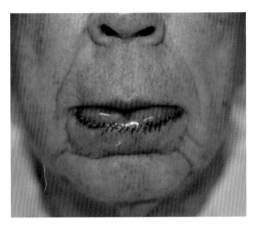

图 6.5F　行唇红切除术和应用黏膜推进皮瓣的术后即刻外观。

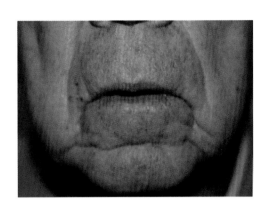

图 6.5G　最终愈合效果。

　　第一步是手术切除受损干性红唇,分离湿性红唇(图 6.5E)。应用湿性红唇和唇黏膜完成唇红的修复重建。钝性分离应深于小唾液腺,浅于口轮匝肌,医生应避免对唇动脉造成损伤。继续分离至龈沟,使湿性红唇和唇黏膜推进至手术缺损处。一旦分离完成,黏膜推进皮瓣可以沿着唇红缘闭合,应用可吸收缝合线埋线缝合,以及应用丝线经皮连续缝合(图 6.5B~C 和 F~G)。

关键点

■ 唇红切除术和黏膜推进皮瓣对于只累及唇红的缺损是很有用的,而剩余的唇红组织有较高的罹患恶性肿瘤的风险(缺损累及较深的口轮匝肌时最好采用楔形切除修复或唇形瓣修复;参见第 6.11节和第 6.12 节)。

■ 唇红切除术通常需要去除剩余的干性红唇(从湿性红唇和干性红唇的边缘至唇红缘)。

■ 行唇红切除术和潜行分离黏膜推进皮瓣时应避免破坏唇动脉(唇动脉通常位于口轮匝肌和黏膜之间的湿性红唇和干性红唇交界处附近,或位于口轮匝肌内)。

■ 分离应该深于小唾液腺,浅于口轮匝肌表面,直至龈沟。

■ 应该使用可吸收缝合线埋线缝合关闭唇红缘,软性经皮缝合(如丝线)可减少术后刺激。

6.6　下唇中部唇红:双侧唇红旋转皮瓣

　　对于局限于唇红但没有明显的邻近光线性唇炎的缺损,双侧唇红旋转皮瓣可能是一个合适的选择。多年前,有作者在科学杂志中首次详尽报道这种修复方式[Kaufman AJ. Bilateral vermilion rotation flap. Dermatol Surg,2006;32(5):721-725]。为了改善美容效果,减少与黏膜推进皮瓣相关的感觉减退,设计了一种可替代的修复方法,以保留邻近的健康唇红。毕竟,邻近唇红与缺失部分组织类型一致,因此它是最好的修复组织(例如,替代"缺失的部分")。

　　在本例中,下唇的手术缺损为口轮匝肌和唇部皮肤(图 6.6A)。剩余的下唇唇红没有明显的光线性唇炎。因此,设计了双侧唇红旋转皮瓣。双侧唇红旋转皮瓣不像黏膜推进皮瓣那样将组织向外推进,而是将组织向中央旋转。这种做法的好处是,唇部中央可保持显著的丰满度。此外,最相似的组织被用于重建,大多数切口沿着唇红缘,唇部切除较小量的组织,发生感觉迟钝的风险较小。最后,在男性中,与黏膜推进皮瓣相比,胡须向上生长(用于下唇修复)的概率更小。在黏膜推进皮瓣中,二次张力可能会引导胡须向上生长,刺激上唇。

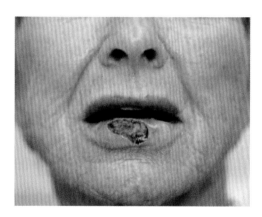

图 6.6A　原位鳞状细胞癌 Mohs 手术后,缺损位于下唇唇红上,大小为 2.4cm×1.3cm。唇红发白是继发于肾上腺素麻醉的效果,而不是严重的光线性唇炎。

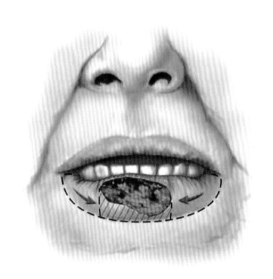

图 6.6B　本例中的手术缺损向前扩大,从而可以使修复在美学亚单位的边缘完成(斜线区指要额外切除的组织)。皮瓣切口沿唇红缘至双侧口角,做一个回切有利于皮瓣向中央移动。

下唇中部唇红：双侧唇红旋转皮瓣

在进行修复时，就像许多其他的修复一样，在必要的情况下可扩大缺损，以便切口线沿着唇红缘。切口沿唇红缘两侧延伸到口角，在那里做一个回切以利于皮瓣的移动（图 6.6B）。皮瓣在小唾液腺处行钝性分离，但是后部的分离只需要在唇黏膜上进行。一旦移动两个皮瓣，它们就会向中央旋转，然后用可吸收缝合线以埋线式缝合固定（图 6.6C）。应用可吸收缝合线沿唇红缘进行缝合，确保唇红的边缘相对。在唇中央处切除一个三锥体或立锥体，该区域和唇红缘用 5-0 或 6-0 的丝线经皮连续缝合（图 6.6D，E）。

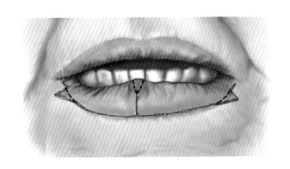

图 6.6C　在充分的分离和止血后，皮瓣向中央旋转并缝合到位。两个皮瓣在唇红缘汇合，应用不可吸收缝合线以水平褥式半埋线缝合关闭（"尖针"）。去除回切和旋转的多余组织（斜线区所示），并在唇红后方和唇黏膜中央切除一个立锥体或三锥体。在皮瓣中央和沿着唇红缘应用可吸收缝合线埋线缝合固定，用丝线经皮连续缝合，沿着唇红缘和中央唇红切口缝合伤口边缘。

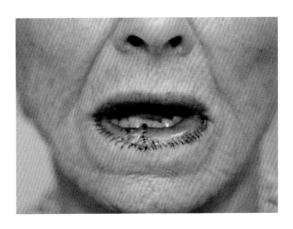

图 6.6D　双侧唇红旋转皮瓣缝合到位。

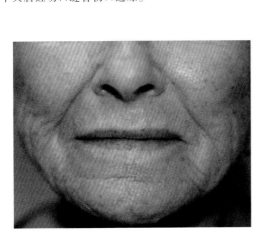

图 6.6E　愈合后的外观，在色泽、质地、光化程度和前后丰满度上表现出良好的匹配。

下唇中部唇红:双侧唇红旋转皮瓣

关键点

■ 对于中等大小的缺损来说(<33%的唇红宽度),双侧唇红旋转皮瓣是一种替代黏膜推进皮瓣的修复方法,同时剩余的唇红组织罹患恶性肿瘤的风险不高。

■ 通过向中央旋转组织,减少切断唇红组织,与黏膜推进皮瓣相关的一些问题可以避免。

■ 分离皮瓣和切除三锥体或立锥体时应避免破坏唇动脉。

上唇中部唇红和人中：岛状推进皮瓣和双侧唇红旋转皮瓣　6.7

当出现累及多个美学亚单位的缺损时，最好的重建方法可能是联合修复，每种修复都重建一个美学亚单位。同样的，缺损延伸到多个美学单位时（例如，鼻部和颊部），考虑单独修复每个美学单位。通过将缺损分解为单个亚单位或单位，可能会产生更美观的效果。修复美学单位（或亚单位）之间的边界，在这些单位（或亚单位）中创建新的边缘、凸度和凹度。例如，应用推进皮瓣修复累及鼻侧壁和颊部内侧的缺损可改变鼻部和颊部之间的界限，增加鼻部和颊部之间（鼻唇沟）的饱满度，并且正面观时，鼻部两侧会产生不对称性。对于鼻侧壁和颊部内侧的缺损，更好的选择是联合修复，分别修复美学单位之间的边缘，保持凹度、凸度和对称性。

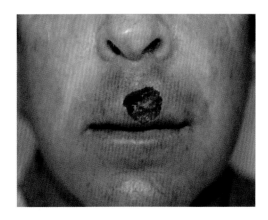

图 6.7A　基底细胞癌 Mohs 手术后的手术缺损，大小为 2.3cm×2.0cm，缺损累及两个美学亚单位、唇红和人中。

上唇中部唇红和人中：岛状推进皮瓣和双侧唇红旋转皮瓣

对于该缺损，唇部皮肤(主要是人中)使用岛状推进皮瓣进行修复，唇红使用双侧唇红旋转皮瓣进行修复(图 6.7)。多年前，作者与 Roy Grekin 医生在文献中发表了应用岛状推进皮瓣修复人中。皮瓣适用于至少累及 50%人中宽度的缺损，将切口线放置在与人中边缘大致相同的位置，向上延伸到鼻小柱的底部。经过仔细和充分的移动，三角形岛状推进皮瓣向下推进至唇红缘位置(图 6.7B；另见第 6.4 节中关于这一类型皮瓣移动的讨论)。累及唇红的缺损从相邻的唇红使用两个旋转皮瓣修复重建(图 6.7B，C)。通过向中央旋转组织填补缺损，唇中央的丰满度或前后维度都比黏膜推进皮瓣保持得更好。通过这两种修复，在独立的美学亚单位内完成缺损修复，用类似的组织重建每个亚单位，切口可以很好地隐藏在美学亚单位之间的交界处(图 6.7 D)。所有这些因素都有助于改善重建的最终外观和功能效果(图 6.7E)。

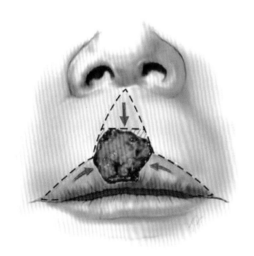

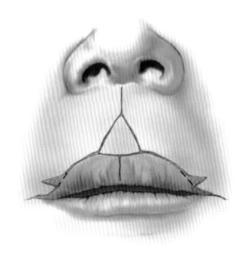

图 6.7B　设计包括两次修复，一次修复人中，另一次修复唇红。岛状推进皮瓣修复人中，在它的基底部牺牲少量的组织，使修复沿着唇红缘(斜线区表示额外切除的组织)。用双侧旋转皮瓣修复唇红，在设计上与第 6.6 节中的示例相似。

图 6.7C　皮瓣移动到位后的外观。对于岛状推进皮瓣来说，尤其重要的是要充分移动皮瓣，避免二次张力使唇向上偏移。当向中央旋转皮瓣时，可以小心地切除穿过唇红缘的多余组织(斜线区所示)。

上唇中部唇红和人中：岛状推进皮瓣和双侧唇红旋转皮瓣

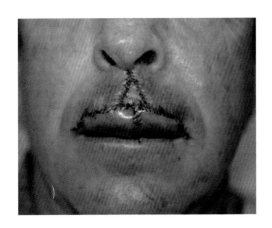

图 6.7D 术后即刻外观，岛状推进皮瓣和双侧唇红旋转皮瓣缝合到位。

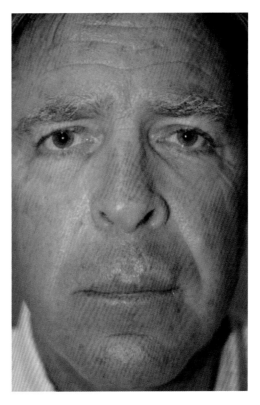

图 6.7E 中度严重光化损伤患者的短期愈合外观。

关键点

- 累及一个以上的美学亚单位(或单位)的缺损可以应用一个以上的皮瓣、皮片或侧–侧修复，每次修复都集中在重建一个美学亚单位(或单位)上。
- 对于主要累及人中的唇部皮肤缺损，岛状推进皮瓣可能是一个不错的选择。皮瓣的移动与其他岛状推进皮瓣相似(参见第 6.4 节)。皮瓣应充分移动，以使二次张力(即牵拉)最小。同时，必须保留健康的血管蒂。
- 岛状推进皮瓣被推进到预计的唇红缘，皮瓣基底部的顶点被固定到邻近的唇红缘。
- 双侧旋转皮瓣可用于重建上唇唇红，与修复下唇唇红的方法相同(参见第 6.6 节)。

6.8 上唇中部唇红和人中:岛状推进钳形皮瓣和黏膜推进皮瓣

本例中的缺损与第6.7节中的示例稍有不同,因此将第6.7节中的修复方法做了一些变化来进行缺损的重建。该缺损累及相同的两个美学亚单位,但绝大部分的缺损累及人中,只有少量累及唇红(图6.8A)。因此,用小黏膜推进皮瓣(而不是双侧唇红旋转皮瓣)可以很容易地重建唇红。这一缺损中较大的部分累及人中,可由岛状推进皮瓣的变体进行重建,称为"钳形皮瓣"(图6.8B,C)。最初是由 David Brodland 医生报道[Flaps. In:Bolognia JL,Jorizzo JL,Rapini RP(eds). Dermatology. 3rd edn,Elsevier Saunders,2012],钳形皮瓣是岛状推进皮瓣底角向中央旋转,以恢复大部分年轻人中常见的凹度(图6.8 C,D)。虽然它并不总是能成功增加皮瓣的凹度,而且还可能轻微减少重建人中的宽度,但它是岛状推进皮瓣修复人中的一个很好的改进方法(图6.8D,E)。

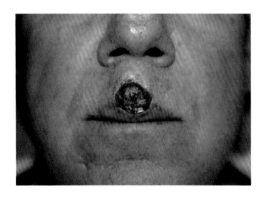

图 6.8A 累及人中和少量唇红的手术缺损。

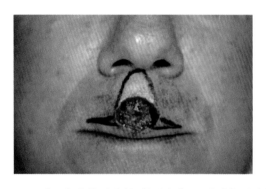

图 6.8B 采用岛状推进皮瓣(钳形变体)和黏膜推进皮瓣进行修复。岛状推进皮瓣的顶端可以延伸到鼻小柱的基底部,甚至可以稍微延伸到鼻小柱上。

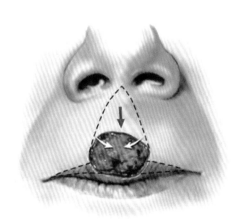

图 6.8C 当岛状推进皮瓣向下移动时, 皮瓣的两个底角向中央旋转并缝合在一起,形成一个具有凹度的人中。用黏膜推进皮瓣修复唇红(斜线区表示在唇红上切除的组织)。

上唇中部唇红和人中：岛状推进钳形皮瓣和黏膜推进皮瓣

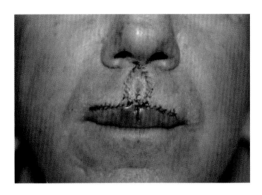

图 6.8D　术后即刻外观，岛状推进皮皮瓣（钳形变体）和黏膜推进皮瓣修复上唇。

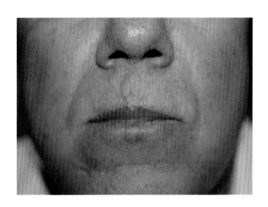

图 6.8E　最终愈合效果。

关键点

- 该缺损累及多个美学亚单位，因此，使用一种以上的方法来修复缺损，每种修复方法负责重建一个美学亚单位。
- 唇红缺损相对较小，可以应用小的黏膜推进皮瓣用来重建唇红。
- 位于岛状推进皮瓣基底部的残余圆锥形半岛状健康组织，为皮瓣向中央旋转和固定皮瓣尖端提供了基础，可以重建人中凹度。这以前被称为"钳形皮瓣"，以类似岛状推进皮瓣修复人中的方式完成修复（参见第 6.7 节）。

6.9 上唇中部:双侧推进皮瓣

本例中的患者在经历七个阶段的 Mohs 手术治疗侵袭性和复发性基底细胞癌后,上唇中部留下了一个较大缺损,大小为 2.8cm×2.1cm,仅位于皮肤和皮下组织,保留了肌肉和相邻的唇红(图 6.9A)。这一缺损超出了人中的边缘,而且该缺损太大以至于无法应用侧-侧修复或是应用单侧推进皮瓣进行修复。全厚皮片移植可以重建缺损表面,但无法替代类似的有毛发的皮肤,而且颜色、质地和光化性损伤程度与上唇缺失的皮肤不匹配。考虑到这些限制,最好的选择是从双侧唇部外侧和双侧颊部内侧借取组织。事实上,由于唇部没有足够的松弛组织闭合缺损,最终通过唇部外侧到达颊部内侧获取松弛组织。实施此修复时需要考虑的重要因素(图 6.9B)包括:①扩大缺损(即,扩大至鼻基底部),使切口线位于美学单位或亚单位的交界处;②切口至颊部内侧,在那里切除三锥体,使它们落在皱纹或沟纹中;③分离到颊部内侧,因为需要从此处获取松弛组织。

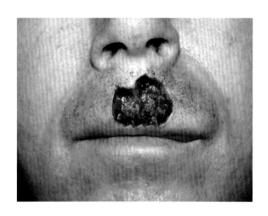

图 6.9A 上唇中部较大的皮肤缺损。

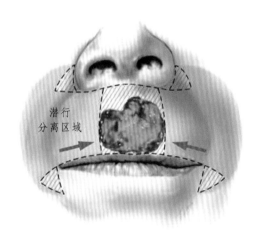

图 6.9B 双侧推进皮瓣的设计。扩大缺损以便修复美学单位或者亚单位的交界处。继续分离至颊部内侧,此处松弛组织最多(斜线区表示要分离的区域)。斜线区为切除的三锥体和额外的组织,从而促进皮瓣的推进。

上唇中部：双侧推进皮瓣

　　充分分离颊部内侧，切除合适的三锥体，双侧推进皮瓣能重建上唇较大的缺损（图 6.9C）。在皮瓣上保留基底部宽大的蒂（长度与宽度之比为 3:1 或更少，当破坏皮下脂肪或造成切口时，避免对神经血管造成损伤）。充分移动后，向中央推进皮瓣，用可吸收缝合线埋线缝合（例如，4-0 Polyglactin 910）。可沿着皮瓣另用可吸收缝合线埋线缝合关闭三锥体切除后的创口，以确保修复到位。最后，用不可吸收缝合线（例如，6-0 聚丙烯）以连续的缝合方式或简单的间断缝合方式外翻拉拢缝合表皮。当愈合时，双侧推进皮瓣可以相当好地重建带毛发皮肤，而且具有相似的颜色、质地和厚度（图 6.9D）。

关键点

- 必要时，可以考虑扩大手术缺损，从而使切口线（以及由此导致的瘢痕）和修复能在一个美学亚单位内完成（可以参见图 5.11H~N 扩大手术缺损的另一个示例，以便在一个美学亚单位进行修复）。
- 从双侧获取组织避免单侧修复时造成过大张力，并可保持对称性。
- 三锥体切除应放置在能够隐藏的部位（如鼻槛或口角线）。
- 潜行分离应继续在颊部内侧浅层皮下平面进行，避免损伤神经血管结构。应保持皮瓣蒂较宽的基底部和适当的皮瓣长宽比。

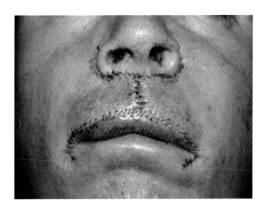

图 6.9C　双侧推进皮瓣完成后照片。在口角线内及鼻槛与鼻翼基底部的连接处切除三锥体。

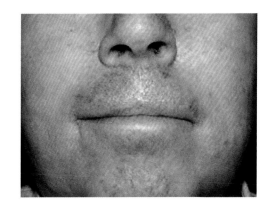

图 6.9D　最终愈合效果。大多数切口线都很好地隐藏在交界处或皱纹中。在这种情况下，修复缺失的人中是很困难的，但是修复能够提供与周围颜色、质地和厚度相匹配的带毛发皮肤。

6.10 下唇:颊唇转位皮瓣(下蒂)

　　该手术缺损位于唇部外侧,大小为 2.0cm×1.5cm,是我们进行重建基本评估过程中的一个很好的例子(图 6.10A)。首先,缺失的是什么?缺失的主要是下唇外侧的皮肤。下面的肌肉和邻近的唇红是完整的,而且该位老年女性患者的该处组织为无毛发皮肤。其次,在哪里可以找到替代组织?在这种情况下,松弛组织明显位于缺损的外侧和(或)下方。最后,如何将组织从它所在的位置移动到需要的位置,以及如何最好地隐藏切口线或瘢痕?在回答最后一个问题时,应该设计一种修复方法,避免因二次张力的作用干扰附近的游离边缘(例如,唇红缘)或解剖标志(例如,口角),并在可能的情况下利用皱纹、沟纹、交界处的切口线。设计良好的转位皮瓣是在不扭曲游离由边缘的情况下移动组织的最佳选择;因此我们设计了一个转位皮瓣,可以从颊部内侧获取组织。皮瓣的设计是为了使二次缺损的关闭落在鼻唇沟内,而三锥体的切除逐渐进入唇颏褶皱(图 6.10B)。考虑到这些因素(以及在患者无数的面部皱纹和突出的沟纹的帮助下),可设计出完全可以接受的重建方式(图 6.10C)。

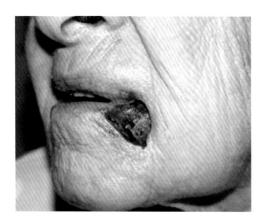

图 6.10A 下唇外侧皮肤的手术缺损。

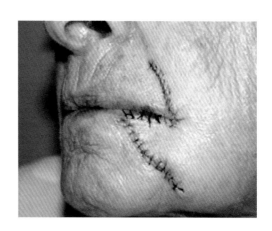

图 6.10B 从颊部内侧获取足够组织的转位皮瓣修复缺损部位,并可将游离边缘偏离的风险降至最低。皮瓣的切口和三锥体的切除都被放置在隐蔽的部位。

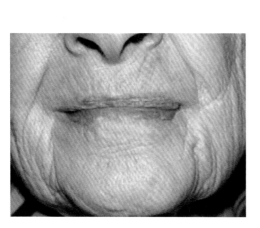

图 6.10C 最终愈合效果。切口线隐藏在患者的皱纹中,唇缘和口角都无偏移。

下唇:颊唇转位皮瓣(下蒂)

关键点

■ 在评估这一手术部位时,很明显,缺失的组织主要是下唇外侧的皮肤,潜在的替代组织位于缺损外侧面或下方。一旦确定了这一点,只需要决定如何将需要的组织移动到你想要的位置,而不扭曲附近的游离边缘或解剖标志,同时将切口线放置于皱纹、沟纹或美学单位交界处。

6.11　下唇:楔形切除

　　这例患者由于复发性鳞状细胞癌行 Mohs 手术后遗留下大小为 2.7cm×1.5cm 的手术缺损(图 6.11A)。这一缺损较深,需要更多涉及表面的唇红或唇部皮肤。根据缺损的大小和深度,设计了楔形切除修复重建下唇。缺损达到下唇水平长度的 33%(上唇长度的 25%)时可以用楔形切除修复重建,较大的缺损可能需要用唇交叉组织瓣转移术进行修复,如 Abbe 瓣(参见第 6.12 节)。

　　在本节中,我们首先设计了一个全层的下唇楔形切除。为防止切除穿过唇颏褶皱,设计了 M 形成形术(图 6.11B)。术中有一位经验丰富的助手是特别有帮助的,因为切除时会横跨下唇动脉,助手要一直保持按压,直到血管被仔细结扎或烧灼。楔形切除和止血后,伤口必须逐层关闭,包括黏膜、口轮匝肌、皮下和皮肤。一般情况下,作者更倾向于首先闭合口轮匝肌,以便更好地复位伤口,并消除其他闭合部位的张力(图 6.11C)。与其他唇部修复一样,必须仔细地重新对位唇红缘,如果重新复位的唇红宽度有显著差异,可以从更宽的唇红侧面切除一个小的三锥体。唇红和黏膜表面应用 5-0 或 6-0 丝线缝合(图 6.11D)。唇部皮肤内的经皮缝合线(如 6-0 聚丙烯缝合线)于 7 天后拆除,黏膜缝合线可保留长达 2 周(图 6.11E)。

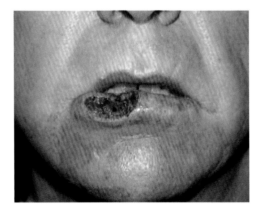

图 6.11A　下唇手术缺损,约占下唇水平长度的 30%。

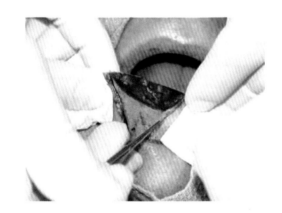

图 6.11B　助手抓住并保持唇部两侧靠近切口的部分不动,同时进行楔形切除和 M 形成形术。当切开皮瓣以及烧灼或结扎下唇动脉时,用纱布防止助手的手指滑动。

下唇:楔形切除

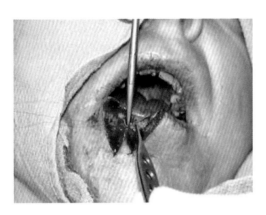

图 6.11C　全层缺损需要逐层缝合，从口轮匝肌开始，拉拢创口边缘，并消除其他闭合部位的张力。其次，皮下组织的闭合也用可吸收缝合线缝合。最后，关闭皮肤表面(一定要准确缝合唇红缘)和黏膜表面。

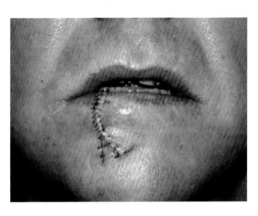

图 6.11D　术后即刻外观。注意 M 形成形术可以防止切口穿过唇颊褶皱;唇红缘靠拢良好,应用丝线缝合唇红和黏膜(丝线比聚丙烯更软更舒适,适用于皮肤缝合)。

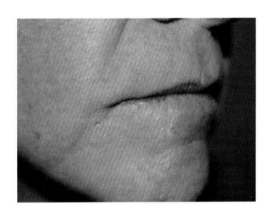

图 6.11E　最终愈合效果。

关键点

- 楔形切除修复对于上唇约 25% 水平长度的缺损或下唇约 33% 水平长度的缺损是有用的。
- 训练有素的助手可以让唇的楔形切除变得更容易,通过固定嘴唇,按压下唇动脉,直到其被确定和结扎(或烧灼)。
- M 形成形术可以用来防止楔形切除跨过唇颊褶皱。
- 缺损应该从口轮匝肌层开始关闭,这样可以更快地关闭缺损,并在关闭其他层的同时消除张力。
- 唇红缘应该仔细重新对齐,如果有必要,可以从唇部一侧切除三锥体,以恢复唇部外侧和内侧唇红前的丰满度。
- 应用丝线缝合唇红和黏膜表面,因为其更加柔软,也不易产生刺激。

6.12　上唇：Abbe-Estlander 唇瓣(唇交叉组织瓣转移术)

　　这位老年患者因复发性基底细胞癌，在过去 9 年中接受了多次手术切除，但均以失败告终(图 6.12A)。唇外翻的现象已存在至少 2 年。该患者接受了四阶段的 Mohs 手术，以去除复发的病灶。由此在上唇外侧产生了一个大的、全层手术缺损，并向下波及口角的鼻唇沟和口角线(图 6.12B)。

　　该缺损累及超过 40% 水平长度的上唇外侧和部分厚度的口角。楔形切除修复对于上唇约 25%(下唇约 33%)的缺损是有用的，较大的缺损可能需要应用唇交叉组织瓣转移术重建修复。这些修复中最常见的是 Abbe 瓣，它可以重建唇部水平长度 25%~50% 的缺损。前提很简单：从供体唇部取出一个血管化良好的内插皮瓣，测量受者唇部缺损水平长度的 50%~75%(图 6.12C)。因为没有潜在的骨性支撑或软骨支持，只要可以满足功能需求，长度为缺损一半的皮瓣就可以被利用。因此，缺损的修复基本上是由上唇和下唇共同修复，嘴唇的大小、比例和对称性可保持平衡。

　　带蒂皮瓣的血供以下唇动脉为基础。通常，在典型的 Abbe 皮瓣中，蒂位于皮瓣的一侧，可以减少皮瓣的扭转，并在蒂完好无损的情况下提供 3~4 周的最大的口腔孔径。在本例中，为了重建口角，我们选择了蒂位于内侧，这个过程有时被称为 Estlander 变体或 Estlander 瓣(图 6.12D)。下唇动脉通常位于唇部后方，靠近干性红唇和湿性红唇交界处，在口轮匝肌和唇黏膜之间，或在口轮匝肌内。与楔形切除修复一样，当皮瓣修复开始时，助手会固定并按压动脉。先切开皮瓣的全层侧(即本例中皮瓣的外侧)，下唇动脉可被确定和结扎(或烧灼)，在皮瓣移动过程中，可以预测皮瓣内动脉的位置。蒂的切口(在本例中为内侧)会穿过唇红缘至干性红唇，但是要避免切开口轮匝肌或者动脉的潜在区域。因此，下唇的唇红缘在第一阶段可以很好地靠拢对接，蒂更多来源于唇红后部和唇黏膜。

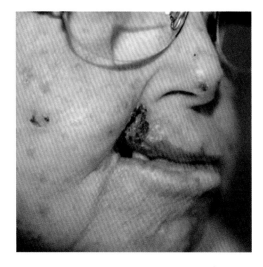

图 6.12A　右上唇多处复发的基底细胞癌术前外观。

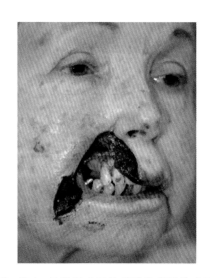

图 6.12B　Mohs 显微手术切除恶性肿瘤后的术后即刻外观。肿瘤累及全层的右外侧上唇，向下至鼻唇沟，累及口角和右外侧下唇。

上唇:Abbe-Estlander 唇瓣(唇交叉组织瓣转移术)

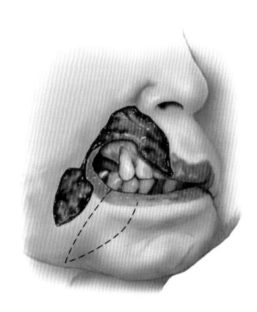

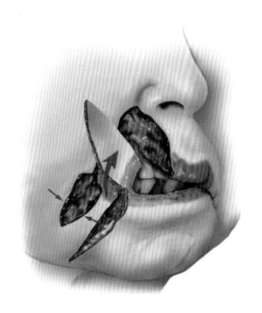

图 6.12C Abbe-Estlander 唇交叉组织瓣的设计。累及口角线的缺损以侧-侧方式闭合,上唇剩余部分和口角部分应用唇交叉组织瓣进行修复。设计皮瓣的长度和形状以填补上唇的全层缺损,包括鼻槛。皮瓣的水平唇长仅需要为受者水平唇长的 50%~75%,但皮瓣的高度必须足够长,以修复包括鼻槛在内缺损的全高度。

图 6.12D 在口角线缺损和唇交叉组织瓣二次缺损闭合后,皮瓣转位至上唇手术缺损处。保留唇红后方和唇黏膜的健康血管蒂和唇黏膜,其包括下唇动脉。对于供者和受者的部位,重要的是要仔细地重新恢复唇红缘,并逐层缝合伤口。

　　与其他转位皮瓣或内插皮瓣一样,供区最初关闭的方式与楔形切除修复相同。首先,闭合口轮匝肌,这减少了缺损的大小,并消除了其他层闭合时的张力。在此基础上,准确地对位唇红缘;皮下应用可吸收缝合线缝合唇部皮肤,拉拢外翻黏膜、唇红和唇部皮肤并应用经皮连续缝合的方式进行缝合(图 6.12E)。

　　皮瓣被转位到受区部位,必要时,扩大缺损或修剪皮瓣以进行匹配。在这种情况下,由于缺损累及上唇皮肤的全高且延伸至鼻槛,因此在这个区域,供者皮瓣的形状和高度在重建时是很重要的。与供区一样,受区部位以同样的逐层方式闭合,首先对位口轮匝肌,然后再进行皮下和经皮缝合,准确地对齐和缝合唇红缘。

　　在 3~4 周时,蒂被离断并插入典型的 Abbe 瓣中。在下面的示例中,对特殊缺损的重建包括复位口角,这是 Abbe 瓣的一个变体,有时被称为 Estlander 瓣。在 Estlander 变体中,第二阶段不用于离断和嵌入蒂,因为蒂的功能类似于口角。相反,可能会在 4~8 周时行口角成形术,以达到最终的效果(图 6.12F~H)。

上唇：Abbe–Estlander 唇瓣(唇交叉组织瓣转移术)

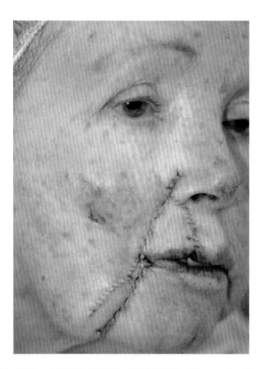

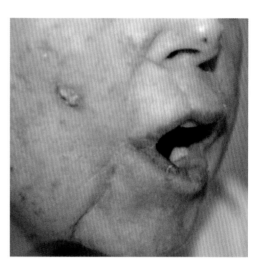

图 6.12F　手术后 4 周,行口角成形术前的外观。唇红缘对位良好,供区和受区的唇部都有明显的功能恢复。

图 6.12E　应用侧–侧闭合(嘴角区)和 Abbe–Estlander 皮瓣(上唇)修复后的术后即刻外观。由于这一缺损累及口角,所以没有蒂部离断和嵌入阶段,只有第二步的口角成形术。

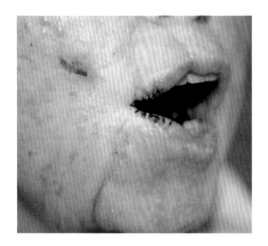

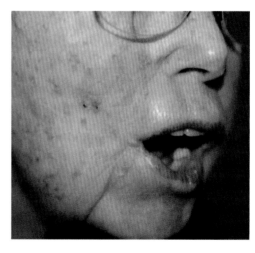

图 6.12G　行右侧口角成形术后的即刻外观,可以改善对称性和活动性。

图 6.12H　4 个月后的愈合效果,上唇和下唇表现出良好的活动性和开口度,美容效果良好。

上唇：Abbe−Estlander 唇瓣(唇交叉组织瓣转移术)

关键点

■ 唇交叉组织瓣,如 Abbe 瓣或 Estlander 瓣,可以修复唇部水平长度 25%~50% 的全层缺损。

■ 小的皮瓣(50%~75% 的唇部水平缺损长度)可以用来重建缺损;但皮瓣的高度应与缺损的高度相匹配。

■ 血液供应主要基于唇动脉,唇动脉走行于湿性红唇和干性红唇的交界处,位于口轮匝肌和唇黏膜之间或口轮匝肌内部。

■ 术中有一位经验丰富的助手固定和按压唇部,第一个切口应该通过皮瓣的全层侧 (即无蒂的一边)。这就可以确定下唇动脉的精确路径,同时在蒂的一侧操作时方便定位。

■ 蒂一侧的切口为全层,直到接近唇动脉。包含唇动脉的蒂部应位于唇红后部并邻近唇黏膜。经皮切口可穿过唇红缘(使边缘重新对位更容易);但为了避免损伤血供,应避免切开邻近的口轮匝肌或唇红后部。

■ 供区应逐层闭合,并在皮瓣转位至受者唇部前闭合供区。

■ 对于在受区和供区留下蒂的修复,可在 3~4 周时离断和嵌入蒂部。对于包括重建口角的修复(如 Estlander 变体),可在 4~8 周时行口角成形术。

(王玉凤　邓润智　译)

想要与同读本书的读者交流分享?

微信扫码,根据对话指引, 加入本书读者交流群。

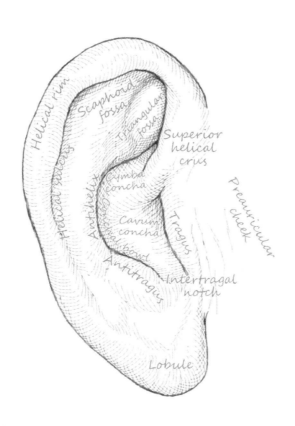

　　耳部结构复杂,其侧面提供了少量的松弛组织,可以用来行侧-侧缝合或行皮瓣修复。外侧的皮肤与一个弯曲的凹凸不平的软骨相连。因此,侧面的修复通常局限于二期修复、皮肤移植或应用取自内侧耳廓或其他邻近美学单位(常用耳前颊部或者耳后头皮)的皮瓣进行修复这几种方式。虽然皮瓣修复时经常会从耳后沟区获取组织,但耳内侧表面的皮肤也较松弛,亦可以提供足够的组织以侧-侧的修复方式或皮瓣修复的方式修复中小缺损。耳轮为耳廓提供了特征形状,重建的关键是保持该连续结构的形状、大小和外观。幸运的是,对于耳轮上的许多缺损,耳轮下方和耳垂提供了足够的松弛组织用于局部皮瓣修复。

7.1　耳轮:侧–侧缝合

　　小缺损通常使用简单的修复方式即可。位于耳轮区域的小缺损(图 7.1A)可以通过侧–侧缝合修复或者复合线性修复(图 7.1B,C)。特别对于老年患者,侧–侧缝合修复是非常合适的选择,而皮瓣修复方式则值得商榷。在组织松弛或是有赘余组织并且基底有支撑的区域(如,耳后沟)适合应用侧–侧缝合方式进行修复(图 7.1D~F)。

关键点

▦ 侧–侧缝合修复或者复合线性缝合对于耳轮、耳垂、耳后沟的中小型缺损能够起到较好的修复效果,特别是对于皮肤较松弛的老年患者。

▦ 对于耳轮等弧形表面的缝合,常规 3:1 的长宽比需要增加至 4:1,甚至更多,以避免在伤口的末端出现立锥体或三锥体隆起。

耳轮:侧-侧缝合

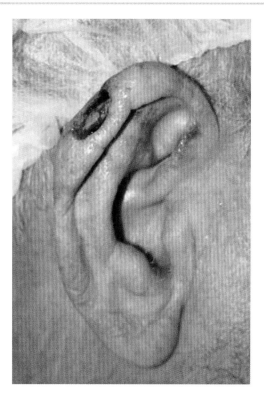

图 7.1A 耳轮的手术缺损。

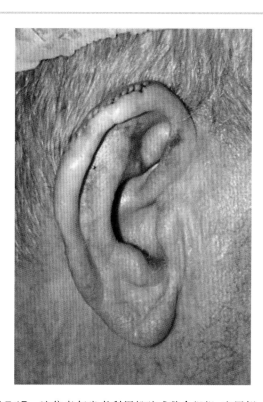

图 7.1B 这位老年患者利用松弛或赘余组织,应用侧-侧缝合可以轻松地修复此缺损。长宽比可以通过附加切口增加到 4:1 或 5:1 来防止修复末端出现隆起。

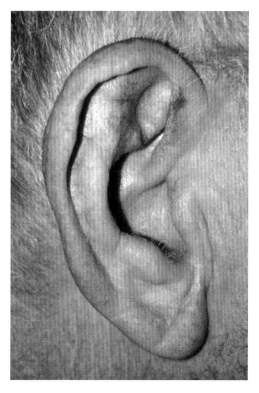

图 7.1C 最终愈合效果。

耳轮:侧-侧缝合

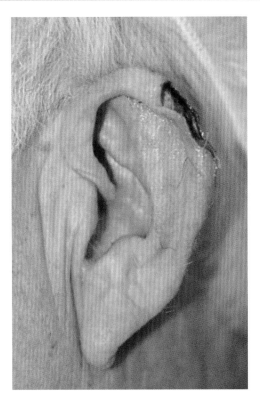

图 7.1D　耳轮的大面积手术缺损。

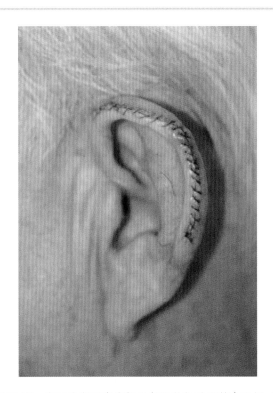

图 7.1E　广泛分离耳廓内侧及邻近的松弛和赘余组织,从而应用侧-侧缝合方式闭合创口。同时,增加的长宽比能够避免沿耳轮区形成持久的隆起。

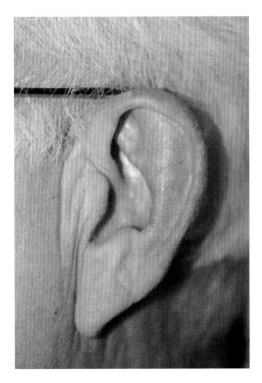

图 7.1F　愈合效果。耳轮稍显薄弱,但总体外形令人满意。

耳背:转位皮瓣(菱形转位皮瓣和双叶转位皮瓣)　7.2

耳背部的缺损太大不能直接进行侧-侧缝合时,可以通过转位皮瓣进行修复,可从耳后沟获取松弛组织。对于毗邻耳后沟的缺损,可以应用菱形转位皮瓣来修复缺损,通过转移耳背部未累及的组织来进行修复(图 7.1A~F)。远离耳后沟的组织缺损,双叶转位皮瓣能顺利地从耳后沟处使组织跨过耳背转位至耳背部手术缺损处(图 7.2G~K)。应用转位皮瓣可以减少二次张力,这些二次张力可能会对脆弱的耳背软骨框架造成扭曲。

耳背:转位皮瓣(菱形转位皮瓣和双叶转位皮瓣)

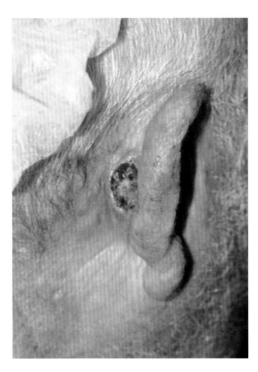

图 7.2A　右侧耳背部(或后方)邻近耳轮沟的缺损。

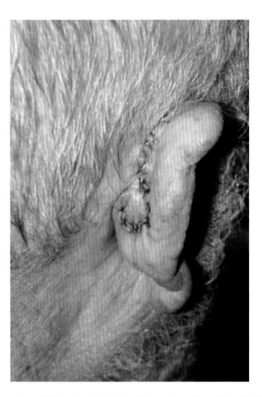

图 7.2B　菱形转位皮瓣缝合到位。从缺损上部的耳后沟部位取瓣。在这种特殊的修复中,由于转位角度相对较大,三锥体应保留完整,以避免蒂部损伤。此外,在这一隐藏的位置,三锥体的切除并不那么重要。

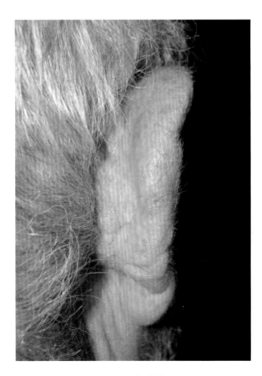

图 7.2C　愈合效果。

耳背:转位皮瓣(菱形转位皮瓣和双叶转位皮瓣)

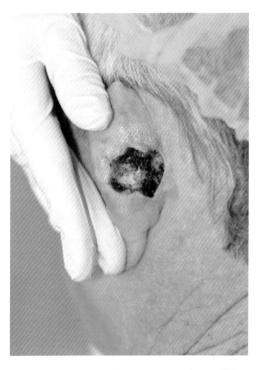

图 7.2D　耳后耳背区邻近耳后沟的大面积缺损。

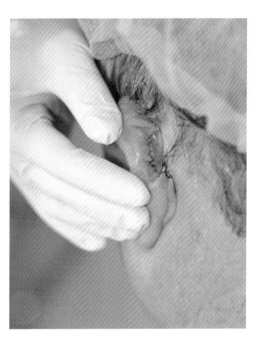

图 7.2E　从耳后沟区获取组织的菱形转位皮瓣缝合到位。耳后沟是一个良好的组织库,可以用来制备皮瓣和进行皮片移植修复。

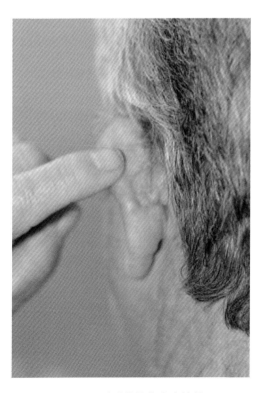

图 7.2F　耳后的最终愈合效果。

耳背:转位皮瓣(菱形转位皮瓣和双叶转位皮瓣)

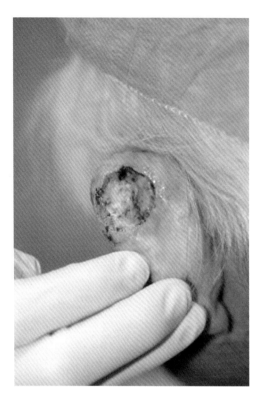

图 7.2G 左耳背部远离耳后沟的大面积缺损。

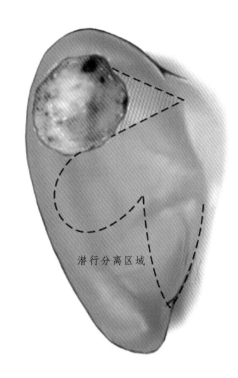

图 7.2H 双叶转位皮瓣的设计,从耳后沟区转移组织至手术缺损区(双叶转位皮瓣的具体设计细节参见第 5.4 节)。叶要跟缺损大小一致。缺损与第一叶之间的角度以及两叶之间的角度为 45°~50°。第二叶位于耳后沟,可以顺利地使组织跨过耳背转移到缺损部位。

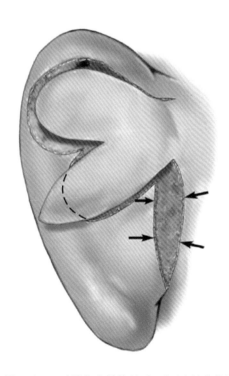

图 7.2I 双叶转位皮瓣旋转后,下面直接拉拢缝合。

耳背:转位皮瓣(菱形转位皮瓣和双叶转位皮瓣)

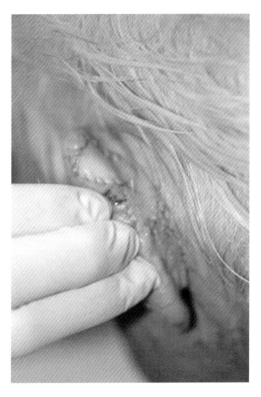

图 7.2J　双叶转位皮瓣缝合到位。

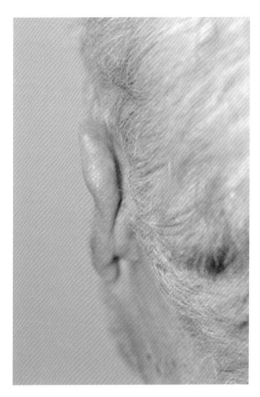

图7.2K　最终愈合效果。

关键点

- 耳背部(或后部)的缺损太大而不能应用侧—侧缝合方式进行修复,可以选择应用转位皮瓣来进行修复。

- 如果缺损毗邻耳后沟,可以应用菱形转位皮瓣进行修复。远离耳后沟的缺损,双叶转位皮瓣可以实现远距离高效转移组织。

7.3 耳屏(耳甲):耳前转位皮瓣

这种位于耳屏后部或内侧的术后缺损可以通过很多种方式来修复(图 7.3A)。可以通过全厚皮片移植来修复缺损,但是需要新血管生成或者在外露的软骨上进行皮片移植。皮瓣具有自身血供,因此成功修复外露软骨的概率更高。

大多数人耳前颊部有大量的松弛组织,特别是老年人。本例中这位 76 岁的患者在耳前颊部有足够的松弛组织来制备转位皮瓣,该皮瓣可在耳屏周围进行转移,从而修复耳屏内侧的缺损(图 7.3B,C)。与其他的转位皮瓣修复类似,合理的设计非常关键,可确保有足够的组织可以转移,并且可到达手术缺损的所有边缘。如其他的转位瓣一样,先关闭二次缺损可以使皮瓣更容易就位,修复手术缺损。

耳屏(耳甲)：耳前转位皮瓣

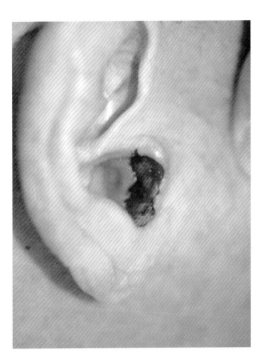

图7.3A　耳屏内侧的手术缺损。

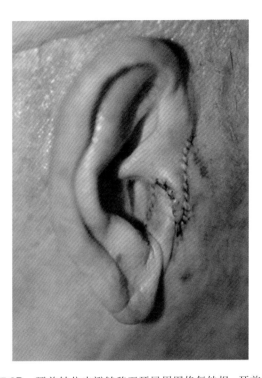

图7.3B　耳前转位皮瓣转移至耳屏周围修复缺损。耳前颊部光滑的皮肤可作为供区。设计皮瓣时二次缺损的关闭可以使切口线位于耳屏前褶皱处。

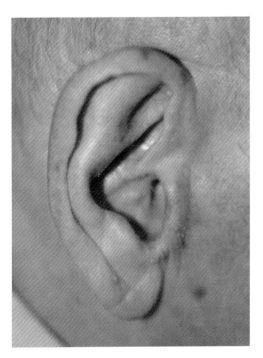

图7.3C　耳部愈合效果。

耳屏(耳甲)：耳前转位皮瓣

同样类型的修复方式可以用来修复耳甲下方的缺损,最主要是要有足够的组织来完成修复,并且缺损毗邻供区(耳前颊部)。第二例的缺损位于耳甲下方,延伸至外耳道(图7.3D)。转位皮瓣的应用可以使耳甲迅速愈合,并且减少了可能会使外耳道或者耳屏收缩的瘢痕挛缩(图7.3E,F)。

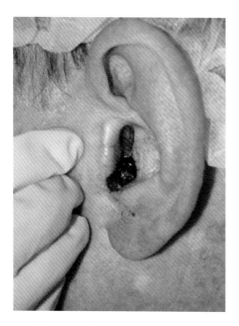

图7.3D　耳甲下方的手术缺损,延伸至外耳道(外耳道置棉球)。

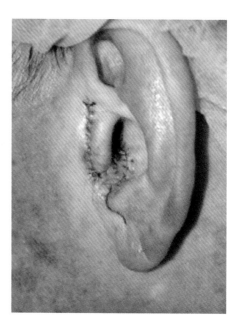

图7.3E　耳前转位皮瓣用来重建以耳屏为中心并置于耳屏间切迹的手术缺损。

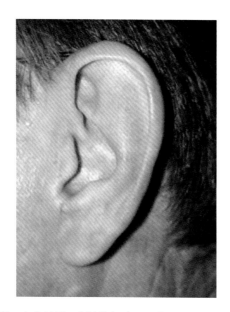

图7.3F　愈合效果。皮瓣修复减少了外耳道周围可能出现的瘢痕挛缩。

耳屏(耳甲) : 耳前转位皮瓣

关键点

- 耳前皮肤是皮瓣良好的供区选择(除外全厚皮片移植的供区)。
- 对于耳甲的缺损,可以考虑二期愈合进行修复(参见第 7.4 节),除非缺损累及外耳道或者因瘢痕挛缩导致了耳部变形。耳甲缺损修复的供区包括耳前或耳后的组织(参见第 7.3 节和第 7.5 节)。
- 耳前转位皮瓣的设计应使带蒂皮瓣在耳屏周围转移并通过耳屏间切迹。二次缺损(即皮瓣区)的关闭应当位于耳屏前褶皱内。

7.4 耳甲(和三角窝):二期愈合

对于包括耳甲等凹陷处的缺损,二期愈合是一个极佳的选择。值得注意的是,如果缺损邻近外耳道,特别是超过周长 50%的缺损,应考虑皮瓣或者皮片移植修复,以减少外耳道瘢痕挛缩的可能性以及对听力的潜在影响。大的缺损或者靠近游离边缘的缺损最好也选用皮瓣或者皮片移植修复来降低瘢痕挛缩造成的游离边缘的扭曲。

第一例病例中,手术缺损累及整个耳甲腔,但未累及外耳道区域(图 7.4A,B)。第二例病例是累及三角窝的大面积缺损,但远离游离边缘(如耳轮),是二期修复良好的适应证(图 7.4C)。第二例病例中,术创中直径 3mm 的小圆形软骨片被去除,通过肉芽组织从耳廓内侧的皮下组织经软骨迁移来促进术创周围的肉芽形成(图 7.4D,E)。两个示例都说明,对于凹陷区域特定的手术缺损,二期愈合是一个很好的修复方式。最后一个病例的缺损累及耳舟和三角窝之间的区域,该示例表明,即使是凸面的缺损,只要对功能和结构没有明显的影响,二期愈合也可能是一个不错的选择(图 7.4F,G)。

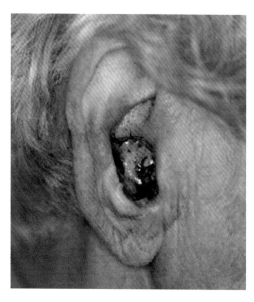

图7.4A 女性患者,88 岁,行基底细胞癌手术后在耳甲腔留下了一个大小为 2.5cm×1.5cm 的手术缺损。

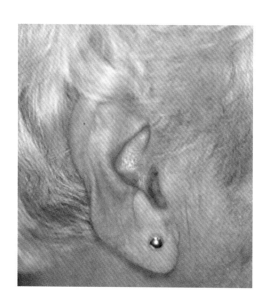

图7.4B 二期愈合后的最终愈合效果。

耳甲(和三角窝):二期愈合

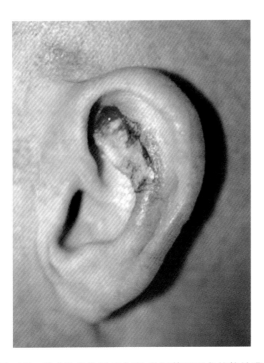

图7.4C　手术缺损位于三角窝,并延伸至下方的软骨膜。

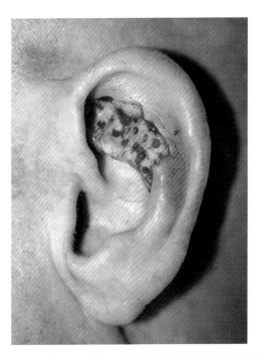

图7.4D　在软骨上穿孔以便耳后的肉芽组织迁移至手术缺损处,并且可促进外露软骨膜的肉芽生成。在愈合过程中,患者需保持术创的湿润(如涂敷凡士林),并且用不粘绷带覆盖术创。

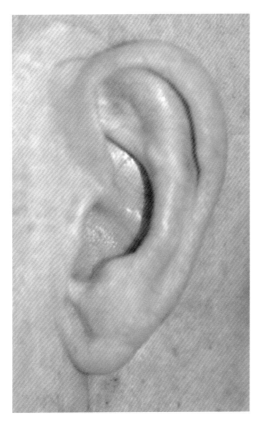

图 7.4E　最终愈合效果。

耳甲(和三角窝):二期愈合

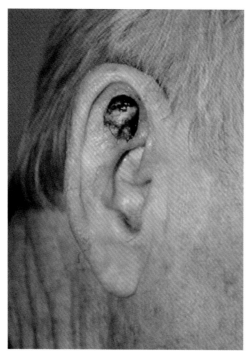

图 7.4F 耳舟和三角窝之间的手术缺损。

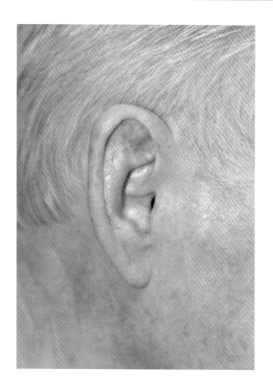

图 7.4G 最终的愈合效果,外观良好。

关键点

■ 对于像耳甲腔、三角窝或耳舟等的凹陷区域的修复,二期愈合是一个很好的选择。

■ 外露软骨的开孔能够促进肉芽组织的经软骨迁移,加速愈合。

■ 累及外耳道的缺损应考虑进行修复,以避免瘢痕挛缩和外耳道变窄。

耳甲(和三角窝):耳后穿越皮瓣

　　下面这例患者展示了耳甲的另一类缺损。该患者为恶性鳞状细胞癌的患者,手术中需要将耳甲腔内的软骨去除(图 7.5A,B)。该区域的软骨对耳廓的结构支持不是非常必要,事实上,此部分的软骨经常用作鼻部或耳部结构性软骨移植的供体。这部分缺损可以通过二期愈合、皮瓣修复或皮片移植修复进行重建。因为该例患者缺损面积大,伤口深,以及为了避免出现瘢痕挛缩和愈合时间过长,故未采用二期愈合。全厚皮片的移植也可重建表面且愈合更快,但我们选择了耳后穿越皮瓣,它可快速重建伤口,并且可重建缺损深度以及具有持久性的外形。

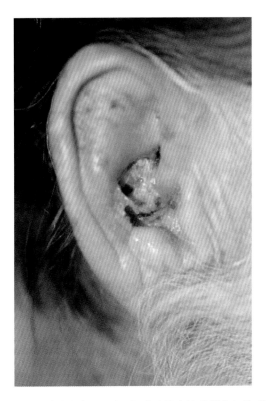

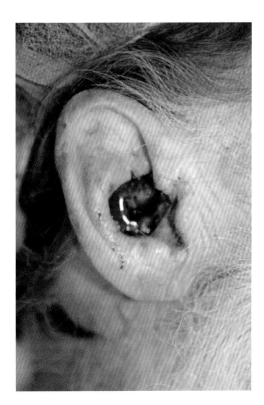

图 7.5A　男性患者,76 岁,右耳耳甲腔处的鳞状细胞癌。

图 7.5B　应用 Mohs 手术切除侵袭性鳞状细胞癌后,手术缺损累及大部分耳甲腔以及软骨。

耳甲(和三角窝):耳后穿越皮瓣

耳后穿越皮瓣以耳后动脉分支为基础,为血供良好的岛状皮瓣。皮瓣通常以耳后沟为中心。皮瓣为椭圆形,移动皮瓣,注意保持足够的血管蒂(图 7.5C)。如果在鳞状细胞癌手术期间没有去除软骨,则需要切除一部分软骨来使皮瓣穿到耳侧面或前面(图 7.5D)。当皮瓣到位并且钝性分离完全时,可以在手术缺损处放置一条或两条缝合线以固定皮瓣,防止皮瓣滑回耳部内侧或后方。闭合供区术创,修整皮瓣,缝合到位(图 7.5E,F)。

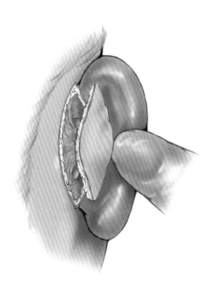

图 7.5C 耳后穿越皮瓣的设计。因为没有皮肤的连接,皮瓣功能类似于岛状皮瓣。血供随机,主要基于皮下蒂部内的耳后动脉分支。

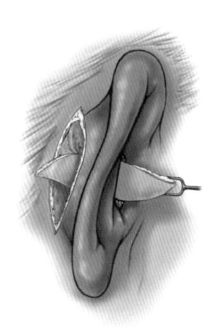

图 7.5D 椭圆形皮瓣切开后,仔细分离并保留皮瓣的蒂部,然后皮瓣穿过缺损。需要权衡皮瓣的活动度和血管蒂的保留。当皮瓣经过适当移动并用一条或两条缝合线固定之后,可闭合二次缺损,然后进行皮瓣的最后缝合。

耳甲(和三角窝):耳后穿越皮瓣

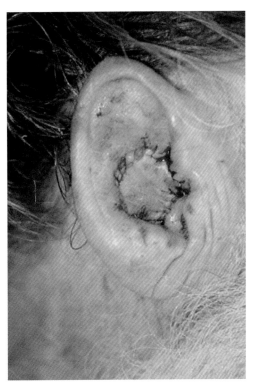

图7.5E　耳后穿越皮瓣缝合到位。

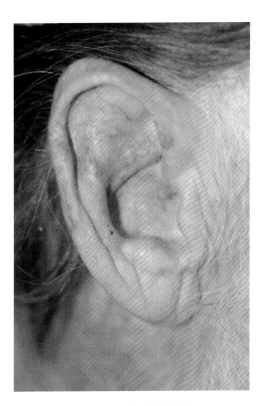

图7.5F　最终愈合效果。

　　应用这种修复方式的第二例病例的手术缺损位于三角窝和对耳轮上,累及软骨(图7.5G)。不过皮瓣可能需要稍微远离耳后沟的中心,或位于椭圆皮瓣的末端,以保证皮瓣足够的伸展度(图 7.5H~J)。

耳甲(和三角窝):耳后穿越皮瓣

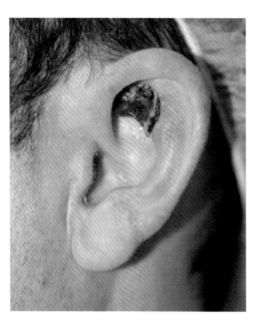

图 7.5G 三角窝和对耳轮的手术缺损,软骨缺失。因为缺损毗邻耳后沟,所以应用耳后穿越皮瓣进行修复较为容易,同时还能够提供良好的血供用于重建。

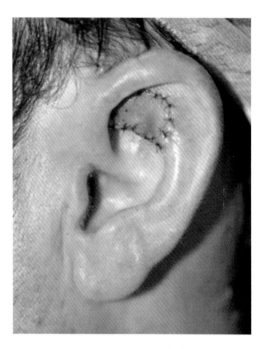

图7.5H 耳后穿越皮瓣缝合到位。

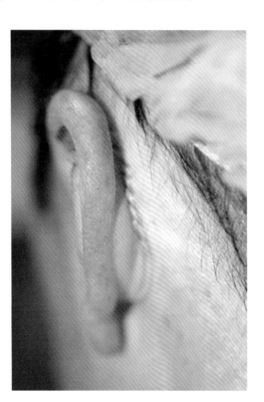

图7.5I 耳后转位皮瓣供区术后即刻外观。

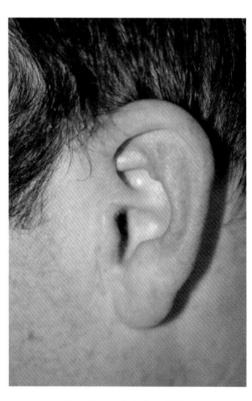

图7.5J 三角窝愈合效果。

耳甲(和三角窝)：耳后穿越皮瓣

关键点

- 相比于二期愈合或皮片移植修复,利用皮瓣修复软骨缺失的缺损能够减少瘢痕挛缩。
- 耳后穿越皮瓣是血供良好的岛状皮瓣,主要基于耳后动脉的分支。此皮瓣能够很好地覆盖耳甲腔或其他耳廓外侧的部位。
- 皮瓣的设计与从耳后沟处获取移植物时的椭圆形切口类似, 只是获取皮瓣时中央要保留一个血供良好的蒂部。
- 充分移动后,皮瓣穿过耳廓到达耳部侧面,并且应用一条或两条缝合线固定。然后,闭合耳后沟的二次缺损,最后,修剪皮瓣以匹配缺损并缝合到位。

7.6 对耳轮:全厚皮片移植

对于有可能因二期愈合相关的瘢痕挛缩而导致游离边缘变形的缺损，全厚皮片移植是一个很好的选择(图 7.6A~C 和 G~I)。可选择的供区包括耳前颊部、耳屏前颊部、耳后沟或耳后颈部。对于大面积的缺损,锁骨上区可以作为良好的皮肤供区(图 7.6D~F)。移植皮肤需要适当变薄来提高移植物生存率及易取性,并且软骨膜应当完整,因为必须有一个良好的伤口床。在骨膜缺损的区域,软骨应当开孔(如 3mm 直径的小洞)来加快肉芽组织经软骨的迁移,促进移植皮片的存活。相比二期愈合,全厚皮片移植修复愈合较快,瘢痕挛缩较轻,在某些特殊情况下还可以提高美容效果。但是,"可以提高美容效果"这一点还存在争议,因为二期愈合的修复方式只是在凹陷区域(如耳甲)的修复中效果良好。只能说在一些特定的条件下,皮片移植的修复方式能够提供更美观的修复效果。

对耳轮：全厚皮片移植

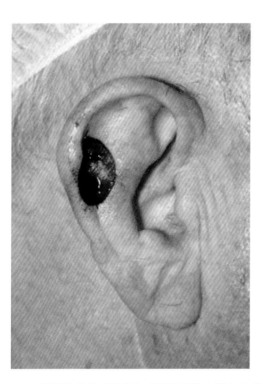

图 7.6A　皮肤肿瘤术后耳轮和对耳轮处的中等大小手术缺损。

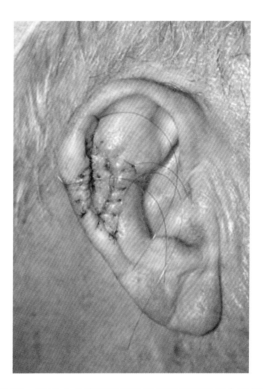

图 7.6B　应用 5-0 快速吸收的肠线经皮连续缝合和加固缝合使全厚皮片缝合到位。周围放置入条聚丙烯缝合线用于包扎敷料。移植物供区为同侧的耳后沟。

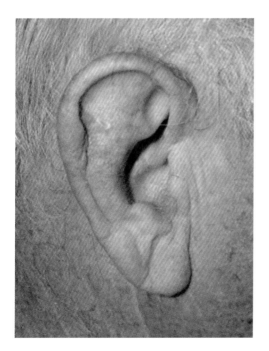

图 7.6C　最终愈合效果。

对耳轮:全厚皮片移植

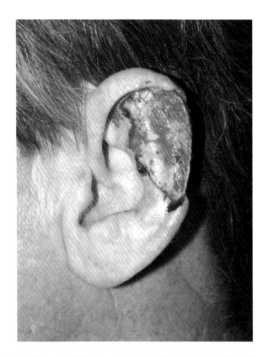

图 7.6D　累及耳舟、对耳轮、耳轮沟、耳轮缘的缺损。

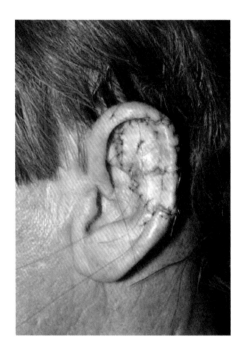

图 7.6E　从锁骨上区获取全厚皮片,应用全厚皮片移植修复缺损。加固缝合帮助皮片移植物紧贴术创,特别是凹陷区域(如耳轮沟)。包扎敷料也有利于移植物的固位,增加移植物的易取性或存活率。

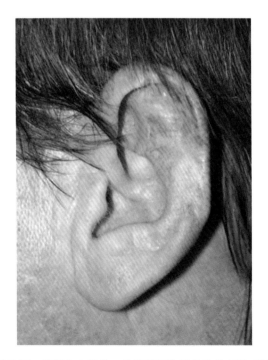

图 7.6F　短期愈合效果。虽然移植物只能重建表面,不能修复厚度(比如耳轮缘的厚度),但在特殊的情况下,皮片移植的结果还是可以令人接受的。

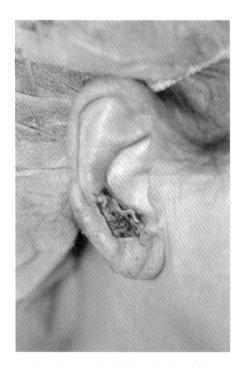

图 7.6G　右耳对耳屏处的手术缺损。

对耳轮：全厚皮片移植

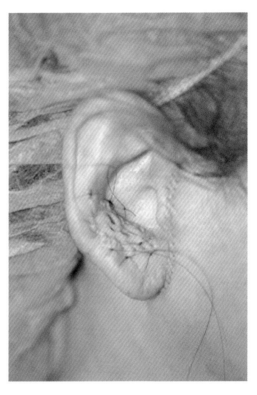

图7.6H 从耳前颊部获取皮片行全厚皮片移植，在耳屏前褶皱内闭合供区。应用 5-0 快速吸收肠线经皮缝合将皮片缝合到位。在移植物内开几个孔以防止血液或血清在移植物和伤口床之间积聚。术创周围放置几条 5-0 聚炳烯缝合线用于包扎敷料，通常于 7 天后去除。

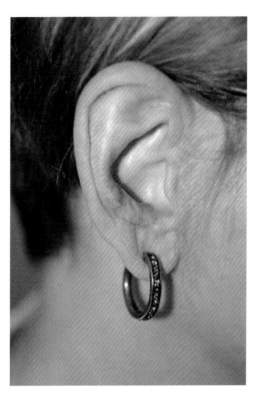

图7.6I 短期愈合效果。受区和供区（耳屏前褶皱）的愈合效果十分良好。中间处的轻微粉红色印记会渐渐消失。

关键点

▨ 相比二期愈合，从耳前或耳后区域以及锁骨上区域获取的皮片用于全厚皮片移植具有更快的愈合过程和更少的瘢痕挛缩。

▨ 应用解剖剪或肌腱剪使皮片变薄，去除所有的脂肪和皮下组织，以提高移植物的生存率。

▨ 加固缝合有助于使移植物紧贴伤口床，并且可以单独使用或与包扎敷料联合使用以提高移植物存活率。

7.7 **耳轮：耳轮推进皮瓣**

通过合适的设计和制备,耳轮推进皮瓣是修复耳轮缺损极佳的选择(图 7.7A 和图 7.7I~U)。

从作者的经验来看,设计的两个方面可能会因外科医生的不同或文献来源的不同而有所不同。不幸的是,这些变化使皮瓣更难操作,或者可能倒危及皮瓣的生存能力。第一种变化是皮瓣仅仅延伸到耳轮的下方,即在耳垂附近停止。第二种变化是制备皮瓣应用全层切口,主要是通过推进耳轮管来填补缺损。关于第一种变化,用来修复缺损的松弛软组织是从耳垂转移过来,皮瓣止于耳轮仅仅会增加耳轮的长度。将皮瓣延伸到耳垂,并且切除耳垂内的三锥体可使皮瓣明显向前推进。第二种设计的变化包括经耳轮沟直至耳部内侧或后部的全层切口。这种方法的缺点是降低了皮瓣的血供。该皮瓣没有完整地保存耳廓内部的皮肤,也没有宽阔的组织瓣蒂,则蒂的血供明显减少,从而降低了皮瓣远距离转移的存活率。

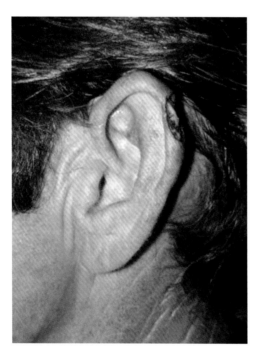

图 7.7A 男性患者,50 岁, 左耳轮因鳞状细胞癌行 Mohs 手术后留下大小为 1.4cm×1.2cm 的手术缺损。

耳轮:耳轮推进皮瓣

耳轮推进皮瓣正确设计和制取的切口应一直延伸到耳垂区,并于此处切除三锥体(图 7.7B)。皮瓣应当有较宽的蒂部,除了要切除的三锥体外,基本保留了耳廓内侧的所有皮肤,因为三锥体的切除靠近修复的末端(图 7.7C)。为了移动皮瓣,耳廓内侧的皮肤需要完全分离至耳后沟,但是要保留皮瓣较宽的血管蒂来保证其血供。在充分分离之后,皮瓣推进至手术缺损,应用一两条 4-0 可吸收缝合线以垂直褥式埋线缝合将耳轮缝合到位。耳轮的伤口边缘用 2~3 条 5-0 聚丙烯缝合线以垂直褥式拉拢外翻缝合,剩余的部分用聚丙烯缝合线经皮连续缝合(图 7.7D)。在术创和耳廓内侧面切除一小三锥体。最终愈合效果令人满意(图 7.7E)。

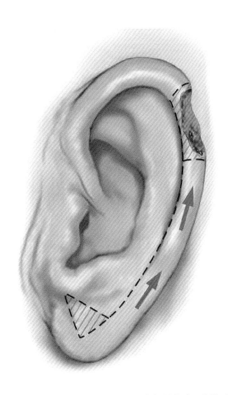

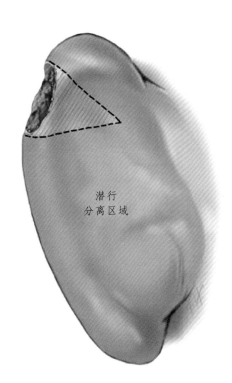

图7.7B　耳轮推进皮瓣的设计。手术缺损轻微扩大,以使修复在美学单位的交界处(即耳轮沟内)完成,并且推进瓣和缝合垂直于皮肤表面。沿耳轮的切口直至耳垂,于耳垂处切除一三锥体组织以便分离耳背后皮瓣的推进。通过耳轮沟和耳垂的切口直至耳背,但不要突破耳背皮肤。

图7.7C　耳背部观。沿耳背将皮瓣分离至耳后沟,除了切除三锥体外,其他部位的皮肤不要切除。保留宽阔的血管蒂以保证皮瓣的血供。

耳轮:耳轮推进皮瓣

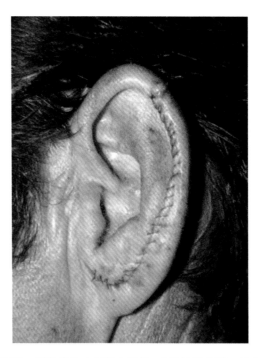

图7.7D 耳轮推进皮瓣缝合到位。皮瓣前缘应用一条或多条缝合线以垂直褥式缝合将皮瓣缝合到位。耳轮边缘的切口用垂直褥式缝合来拉拢外翻缝合边缘(避免愈合后产生凹陷)。沿耳轮沟和耳垂,以及切除耳廓内侧三锥体时,应用连续缝合方式闭合术创。

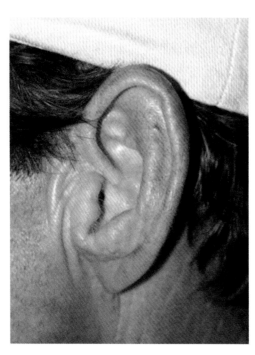

图7.7E 最终愈合效果。耳轮重建良好。耳垂在高度上有少许欠缺。

第二例手术缺损相对较大,但是遵循相同的原则,采用延伸至耳垂的切口来保证获取足够的组织进行修复(图 7.7F~H)。这种方式的修复范围由许多因素决定。具有较大耳垂的老年患者能够提供较大组织来源进行修复,即使是年轻患者,耳部 1.5cm 的缺损,甚至 2cm 的缺损,都可以通过此方式进行修复。

耳轮:耳轮推进皮瓣

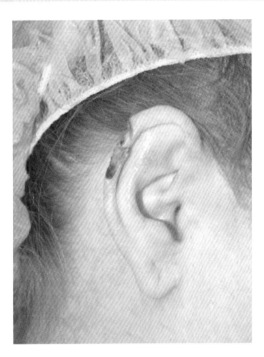

图7.7F　女性患者,56 岁,因基底细胞癌行 Mohs 手术后在耳轮处留下大小为 2.3cm×1.2cm 的手术缺损。

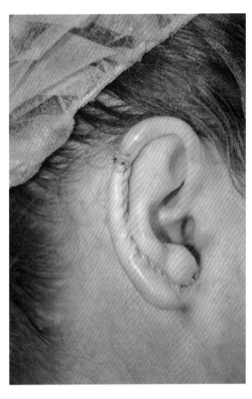

图7.7G　耳轮推进皮瓣重建手术缺损。耳轮上缘的切口应用 4-0 可吸收缝合线以垂直褥式埋线缝合关闭,伤口边缘用 5-0 的聚丙烯缝合线以垂直褥式拉拢外翻缝合。

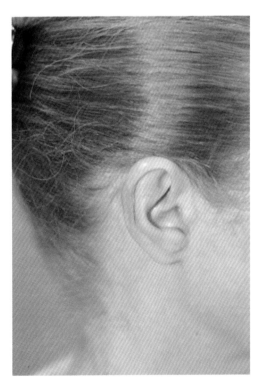

图7.7H　最终愈合效果。耳垂垂直高度少许欠缺,但耳轮的形状非常好。耳垂 3 个月后可行二次修复。

耳轮:耳轮推进皮瓣

关键点

▨ 耳轮推进皮瓣是修复耳轮中小型缺损的常用方式。

▨ 耳轮沟内的切口应当延伸至耳垂,但是切口应保持耳廓内侧皮肤完整(宽大的血管蒂应当保留)。

▨ 耳垂处切除三锥体以促进皮瓣推进。

▨ 与其他耳轮的缝合方式类似(例如,楔形切除修复或分阶段的耳后修复),应当采用垂直褥式缝合闭合耳轮表皮并防止耳轮凹陷。

耳轮:耳轮推进皮瓣

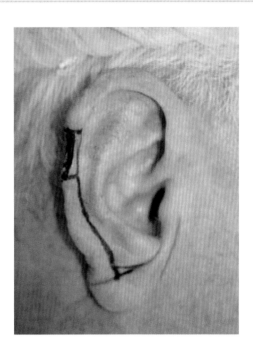

图 7.7I　应用耳轮推进皮瓣修复耳轮处的手术缺损。缺损边缘应当垂直于皮肤表面。皮瓣切口的设计应当从耳轮沟延长至耳垂,并且耳垂处应当去除三锥体以便于皮瓣的推进。

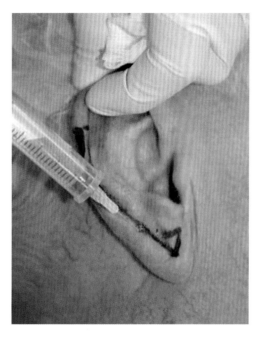

图 7.7J　沿耳轮沟局部浸润麻醉至耳垂,沿耳轮和耳廓内侧(后部)局部浸润麻醉至耳后沟。

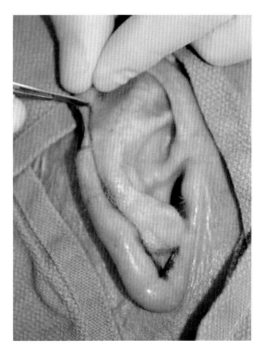

图 7.7K　手术切口边缘尽量垂直于皮肤表面,有利于皮瓣推进后更好地恢复边缘形态。

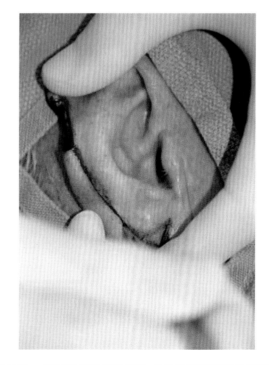

图 7.7L　沿耳轮沟做皮肤切口,但是要保持耳廓内侧皮肤的完整性。

耳轮:耳轮推进皮瓣

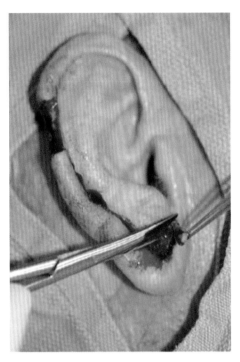

图 7.7M　在耳垂切口的远端切除三锥体，以利于皮瓣推进。

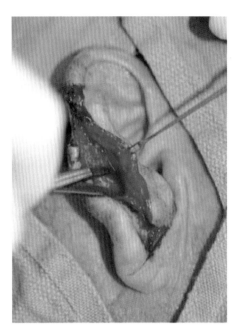

图 7.7N　利用皮肤拉钩使耳廓张开，通过钝性分离将宽大的皮瓣蒂部从耳廓内侧完全游离出来，潜行分离至耳后沟。

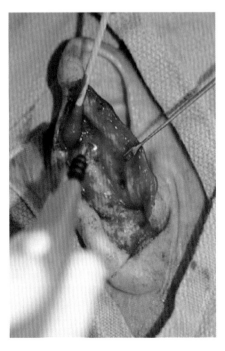

图 7.7O　光点电刀用来术中止血。

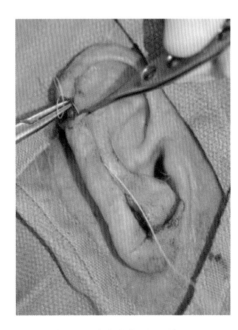

图 7.7P　皮瓣推进至手术缺损处，并用 4-0 Polyglactin 910 缝合线以垂直褥式埋线缝合将皮瓣缝合到位。应用可吸收缝合线沿耳轮沟和耳垂埋线缝合以固定皮瓣到位。

耳轮:耳轮推进皮瓣

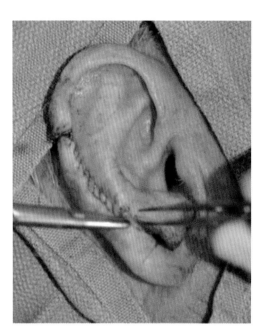

图 7.7Q 应用垂直褥式外翻缝合耳轮切口(5–0 聚丙烯缝合线),避免瘢痕挛缩及耳轮凹陷。沿耳轮沟和耳垂运用连续经皮缝合来对拢皮肤边缘。

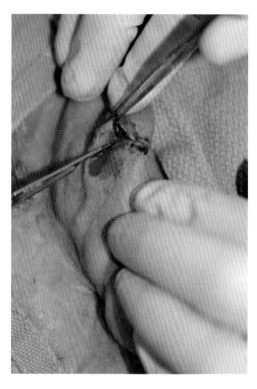

图 7.7R 推进皮瓣时在耳廓内侧会形成三锥体或立锥体,需切除。

耳轮:耳轮推进皮瓣

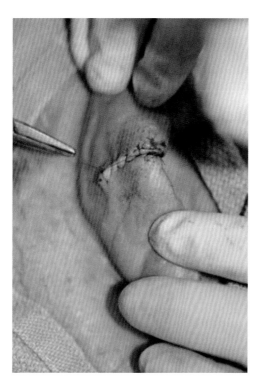

图 7.7S 切除三锥体后,应用连续经皮缝合来关创。

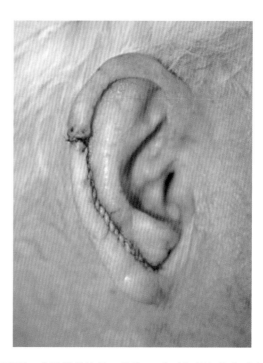

图 7.7T 术后即刻外观。术后 24 小时加压包扎来减少肿胀、疼痛以及出血的风险。7~10 天后拆线。

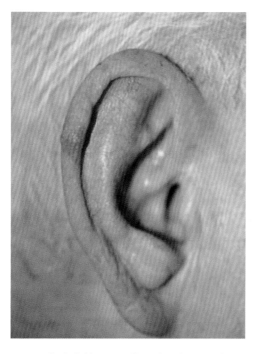

图 7.7U 短期愈合效果。耳轮对接良好,没有产生凹陷。沿耳轮沟和耳垂的切口被完美隐藏,耳廓和耳轮的外形及连续性令人满意。

耳轮:楔形切除修复 **7.8**

对于延伸至外耳廓的中小型耳轮缺损(本例为耳舟处缺损),楔形切除修复是耳重建的极佳方式(图7.8A)。简单的楔形切除可以达到预期的修复效果,但是一个星形切除或者改良的楔形切除能够减少耳部的不平整。软骨的去除会使耳部尺寸缩小,所以这种修复方式只适用于中小型缺损。行全层楔形切除或改良楔形切除之后,利用可吸收缝合线埋线缝合软骨,打结时助手要拉拢软骨边缘,以避免缝合材料切断软骨。线结要留在耳廓内侧,此处皮肤松弛,与软骨结合更少,可以避免线结的暴露(与耳廓侧面的结相对)。表皮应用不可吸收缝合线缝合,耳轮处运用垂直褥式缝合来防止产生凹陷(图7.8B,C)。

耳轮:楔形切除修复

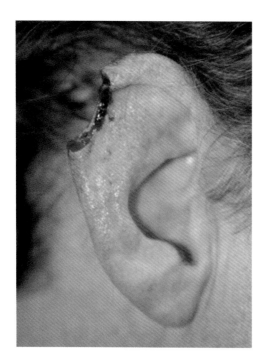

图 7.8A   Mohs 手术后右耳轮和耳廓处的手术缺损。

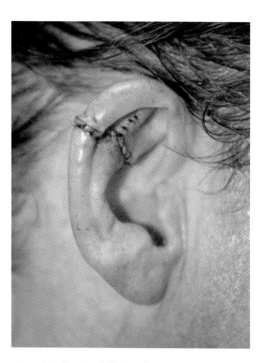

图 7.8B   改良楔形切除修复耳部缺损。耳廓上的两个三锥体包含在修复设计中,以避免关创后耳部表面的凹凸不平。

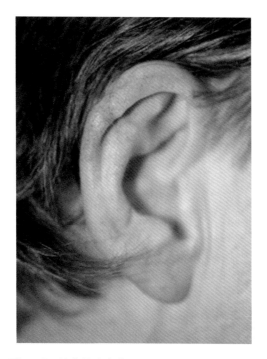

图 7.8C   最终的愈合效果显示耳轮处有轻微凹陷。

耳轮:楔形切除修复

关键点

- 楔形切除或者改良楔形切除会使耳部尺寸有所减小,故只适用于中小型缺损。
- 手术助手需协助拉拢软骨边缘,从而在缝合固定时不会切断软骨。
- 软骨缝合线的线结最好放在耳廓内侧,因为此处皮肤组织更松弛,与软骨结合更少,可以避免线结的暴露。

7.9 耳轮:分期耳后转位皮瓣

对于累及耳轮的大面积缺损,分期耳后转位皮瓣能够实现良好的美观和功能效果。通常全厚皮片移植不能完全重建耳轮结构,而耳后沟和耳后的头皮是获取组织和隐藏瘢痕的良好区域。

第一例病例中,缺损累及耳轮中部的大部分,并延伸至耳廓内侧和外侧(图7.9A,B)。分期耳后转位皮瓣可将皮瓣推进至缺损前缘(图7.9C)。如果皮瓣不能完全覆盖术创,可应用分期耳后转位皮瓣修复耳轮缺损,应用皮片移植(参见第7.6节)或者二期愈合(参见第7.4节)修复耳廓外侧(如前面)缺损[注:本例耳轮缺损大而深,延伸到耳廓内侧(需要皮瓣修复),而第7.6节示例中的缺损是表面的,只是延伸到耳轮(可应用移植修复)]。耳后皮瓣的宽度需要与缺损同宽或稍宽。此例中,因为耳廓外侧上的缺损向上延伸至耳舟,因此组织瓣稍宽于耳轮的缺损。皮瓣于耳廓外侧缝合到位,耳轮处运用垂直褥式外翻缝合伤口边缘,防止耳轮产生凹陷。用凡士林纱条覆盖暴露的组织蒂来保持湿润,防止术后出血。3~4周后,组织蒂在位于耳后头皮的非毛发边界处切断(图7.9D)。组织瓣削落以包裹耳廓内侧,从而覆盖该区域剩余的缺损。这时,多余软组织的蒂部可能已经变薄,并且可以通过修剪多余的肉芽组织和垂直于皮肤表面伤口边缘的切口,使耳廓内侧缺损形成新鲜创面,以将剩余的皮瓣缝合到术创中。耳后头皮处剩余的缺损可以通过皮片移植或者二期愈合来实现修复。本例最终愈合效果显示皮瓣有轻微的过度膨胀(图7.9E)。可以通过手术操作使皮瓣变薄(或许可应用耳轮沟内的切口);但是患者对最终效果十分满意,便没有进行进一步治疗。

耳轮:分期耳后转位皮瓣

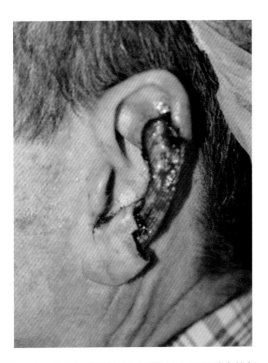

图7.9A　累及左耳耳轮和对耳轮的大面积手术缺损。

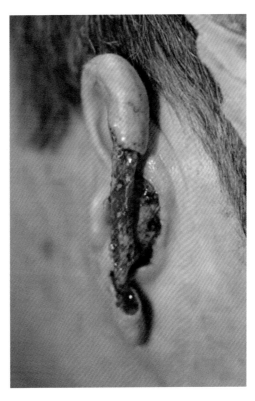

图7.9B　缺损从耳廓内侧延伸至耳后沟。

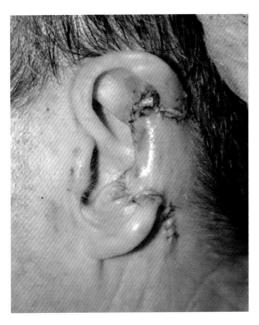

图7.9C　分期耳后转位皮瓣缝合到位。

耳轮：分期耳后转位皮瓣

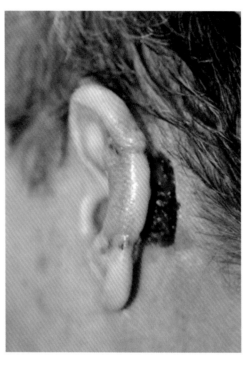

图7.9D 3~4周之后，组织瓣断蒂、修薄，并包裹耳轮。耳后沟的剩余缺损可以通过二期愈合进行修复。

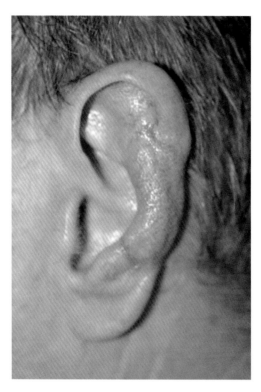

图7.9E 最终愈合效果。

耳轮:分期耳后转位皮瓣

　　第二例病例中的缺损结构缺失更大，因为缺损范围包括耳舟软骨和外侧皮肤，以及耳轮和对耳轮（图 7.9F）。保留耳舟下的耳廓内侧组织，增加了软骨移植物存活的可能性。修复时需为剩余的自体耳轮提供可靠的结构性支撑，还要通过分期耳后转位皮瓣来转移皮肤和软组织。耳甲腔一部分凹形软骨可以作为软骨移植物的供区，运用 4-0 Polyglactin 910 缝线来缝合移植物至原有软骨和软组织的位置。耳后转位皮瓣用可吸收及不可吸收的缝合线缝合到位，并且用凡士林纱条覆盖创面（图 7.9G）。通过将软骨移植物夹在两个血供良好的皮肤表面之间，可以增加软骨存活的概率，并可增强耳廓前后的维度。与第一例病例类似，3~4 周后，组织瓣断蒂并关闭耳后头皮的缺损。修薄组织瓣蒂部以匹配耳部的厚度，伤口的边缘重新形成新鲜创面，瘢痕再修整，皮瓣包裹耳廓内侧，重建耳轮的结构（图 7.9H）。

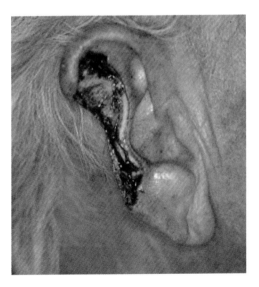

图7.9F　侵袭性非黑色素瘤手术切除后的缺损,缺损累及耳轮、耳轮沟、耳舟、对耳轮。

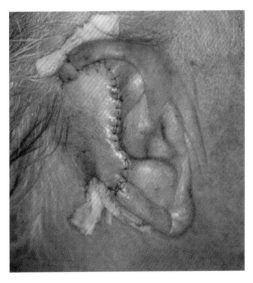

图7.9G　为了重建结构和填补耳舟的缺损,摘取耳甲腔的软骨,修整并缝合到现存软骨处。为了覆盖软骨,重建对耳轮和耳轮的皮肤和软组织,分期耳后转位皮瓣缝合到位。凡士林纱布缝合至术创来保持蒂部湿润,减少出血。3~4 周后,组织瓣断蒂并关闭头皮缺损,皮瓣和蒂部修薄,覆盖至耳廓内侧,重建耳轮。

耳轮:分期耳后转位皮瓣

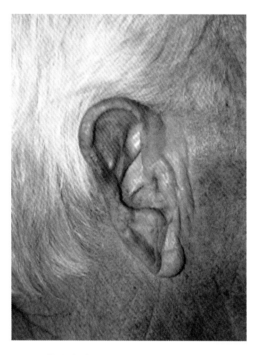

图7.9H   最终愈合效果展现出良好的耳部外形和轮廓,耳轮重建良好。

关键点

- 耳轮的大面积缺损可以通过分期耳后转位皮瓣来修复。
- 皮瓣的高度应当等同或稍高于缺损。
- 耳廓内侧的皮瓣在软骨膜上方分离,从耳后沟到乳突或耳后头皮的剥离在筋膜上方较深的平面进行。
- 可以从蒂的基底部切除两个三锥体并进行钝性或锐性分离,以促进皮瓣推进。
- 某些部位的缺损可以用移植物修复(例如,对耳轮),或通过二期愈合来实现修复(例如,断蒂后耳后沟或头皮的缺损)。

(洪小伟 宋传慧 译)

想要与同读本书的读者交流分享?

微信扫码,根据对话指引,加入本书读者交流群。

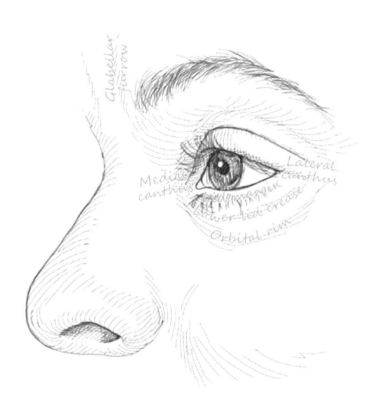

　　作为面部识别及外貌的焦点，对于眼周适当的功能以及美学重建十分重要。眼周功能恢复的目标包括维持和保护眼球功能、保留泪道系统以及为角膜提供湿润和润滑的环境。美学恢复目标包括保护眼睛和眼周结构的对称性、形状和大小。作为成对的、处于中间位置的结构，由肌腱在内外侧悬吊，并以复杂的功能游离边缘为边界，眼睑的重建需要周密的思考和精心设计，循序渐进地进行才能取得临床上的成功。

8.1 下眼睑:侧-侧修复

下眼睑的手术缺损通常以侧–侧修复方式进行修复,但行该术式必须要注意局部形态和邻近的游离边缘。在下眼睑皮肤邻近处有一个相对凸起的下眼睑褶皱,而褶皱附近又是相对下凹的眶缘。因此,较大的长宽比(比如 4:1 或更大)也许是侧–侧修复所必需的,或者可利用 S 形成形术关闭创口,从而在切口的两极不会产生永久性的三锥体隆起或折叠组织。较好的方法是让患者坐起来,然后在手术缺损两边的眶缘和眶下褶皱处进行标记。通过较好地对齐这些标记点,可将睑外翻风险降至最低。三锥体或者折叠组织的切除落于松弛皮肤张力线(RSTL)内,但如果手术切口靠近眼睑边缘,那么切口就应该移至与睑缘更垂直的位置处,以避免下眼睑处存在潜在的二次张力(图 8.1A~C)(也可参见图 1.1 中关于 RSTL 附近的游离边缘)。

关键点

■ 在曲面上采用侧–侧修复的方法时要扩大长宽比,比例大于 3:1,以避免缝合切口两极时出现永久性的三锥体隆起。

■ 当一个切口靠近眼睑边缘时,切口的方向应更垂直于眼睑边缘,以避免因为二次张力而导致睑外翻。

下眼睑：侧-侧修复

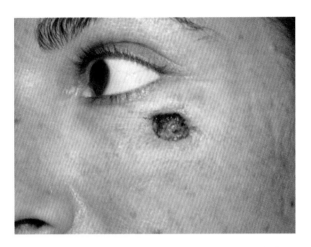

图 8.1A　下眼睑的手术缺损，主要位于眶缘和眼睑皮肤上。

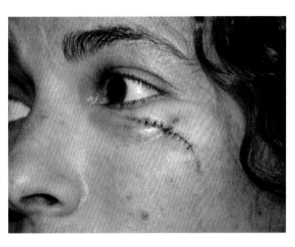

图 8.1B　沿着松弛皮肤张力线进行侧-侧修复。在皮肤凸起表面，切口的长宽比可能要从 3:1 增加至 4:1，以避免缝合线上出现永久性的三锥体隆起。

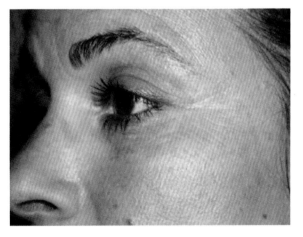

图 8.1C　最终愈合效果。手术切口线与瘢痕很好地隐藏在松弛皮肤张力线中。

8.2 下眼睑:楔形切除修复

对于累及下睑缘不足 25%~35% 的中小型缺损,看似比较难以修复,但楔形切除修复是修复这类缺损的一个极好的方式(图 8.2A)。这种全层缺损可以做轻微的扩张以形成倒置的五角形,这样做的好处是有助于外翻后盖住睑缘的同时降低睑外翻或者睑缘处形成凹陷的风险。该伤口用 1~2 条眼睑软骨缝合线缝合关闭(例如,5-0 或者 6-0 Polyglactin 910)。缝合打结时将结打在睑板的前方,若结打在睑板后方,会对结膜造成潜在的刺激。还可应用另一种可吸收缝合线埋线缝合关闭眼轮匝肌的伤口。在睑缘的灰线上,应用 6-0 或者 7-0 的丝质缝线以垂直褥式或简单间断缝合的方式闭合术创,以确保睑缘的外翻。另一条相似的丝线缝合线可放置在眼线处。这些丝线缝合线的末端应该留长一些,因为它们要被系紧,同时要远离睑缘,以避免刺激角膜。剩余的皮肤表面可用丝线绸或其他不可吸收的缝合线(如聚丙烯)以简单间断缝合的方式闭合,用最优质的缝合线固定和去掉眼睑边缘和眼线处的丝线(图 8.2B,C)。下眼睑结膜处不进行缝合。

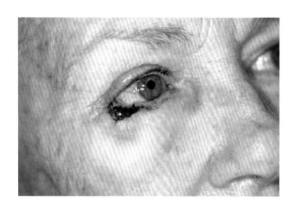

图 8.2A 约占下眼睑 30% 的不规则形状的缺损。将伤口转换成全层的倒五角形来进行闭合。

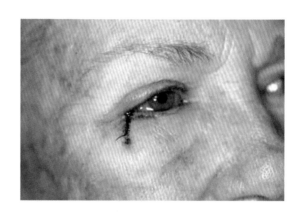

图 8.2B 用楔形切除对伤口进行分层缝合。睑缘处的丝线缝合线的末端要留长一些,留长的缝线露在眼睑皮肤表面进行固定并远离睑缘和角膜。

下眼睑：楔形切除修复

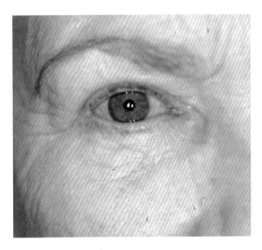

图 8.2C　最终愈合效果。

对于稍微大一点的缺损或者是皮肤张力稍大一点的患者(如年轻患者)，应该在缺损的边缘行外眦切开术(图 8.2D)。闭合处张力过大会导致睑缘凹陷、睑内翻和睫毛对角膜的刺激。为了行外眦切开术，应该从穿过外眦的皮肤至眶缘做水平切口。将外侧下眼睑向内侧和稍上方牵拉。这对位于眼轮匝肌和结膜之间的外眦肌腱下段有一定伸展作用。显露该肌腱下段，用虹膜剪剪断，即可松解并移动以闭合伤口(图 8.2E，F)。其余的手术操作以标准的楔形切除进行修复，外眦皮肤切口应用经皮缝合进行修复(图 8.2G，H)。

关键点

- 睑缘水平长度达 25%~30% 的缺损可用楔形切除修复。稍大的缺损可应用外眦切开术进行闭合，这样可为缝合提供额外的 5mm 空间。
- 倒五角形的切口有助于外翻睑缘，并且防止睑外翻或睑缘内陷。
- 为避免角膜刺激，可将眼睑软骨缝合的打结置于睑板前方。另外，睑缘和眼线处的缝合线应留长并固定在眼睑表面的皮肤上。

下眼睑:楔形切除修复

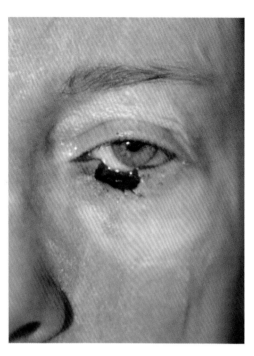

图 8.2D　手术缺损几乎累及下眼睑的 40%，避免触碰泪点。

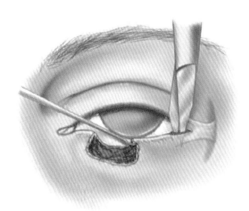

图 8.2E　在外眦至眶缘处沿水平方向做手术切口。将眼睑拉伸，拉向内侧，并轻微向上牵拉。外眦肌腱的下段位于眼轮匝肌后方和结膜前方。切断外眦肌腱的下段，立即松解眼睑内侧(重建过程中，角膜保护罩应就位以保护角膜)。

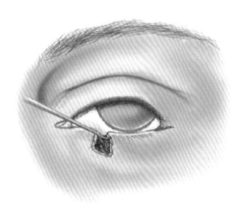

图 8.2F　外眦切开术可立刻松解眼睑,可为缝合提供额外的 5mm 的空间。

下眼睑：楔形切除修复

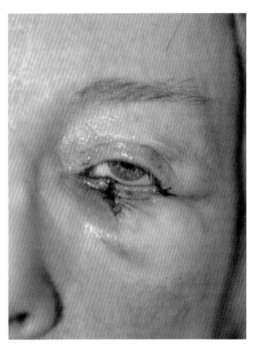

图 8.2G　行外眦切开术后应用楔形切除闭合手术缺损。

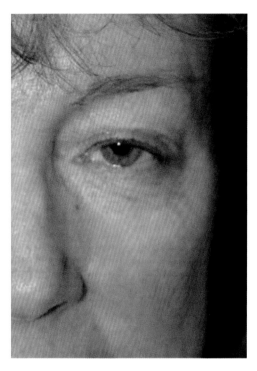

图 8.2H　术后 3 个月的愈合外观。

8.3 下眼睑:推进皮瓣(和全厚皮片移植)

在本例中,下眼睑的缺损接近但并未累及睑缘或眼轮匝肌,因此仅需要修复皮肤和软组织(图 8.3A)。这种下眼睑缺损修复可用的疏松组织主要位于太阳穴和颊部外侧。在这种情况下,确定颧颊外侧有足够的松弛组织可用来完成修复。

对于年轻患者或更大的缺损或可用修复的组织相对缺乏的情况,更大的旋转皮瓣可以完成修复重建。应用旋转皮瓣,切口从同一方向开始,然后向上弯曲,最高点位于太阳穴上方的高于外眦一个点处,然后在发际线和耳屏前褶皱前面向下弯曲(参见第 3.7 节)。

在此示例中,推进皮瓣的切口止于颧颊部的某一点,或略高于手术缺损的上缘。皮瓣向内侧移动,一定要避免伤口处的过度张力或眼睑边缘的向下牵拉。在这种情况下,利用推进皮瓣从眶下褶皱向下修复缺损,以避免眼睑边缘上的二次张力。眶下褶皱的小面积缺损用全厚皮片移植(供区:眶下颊部三锥体的切除)修复。推进皮瓣的主要作用是支撑下眼睑并尽量减少术后睑外翻(图 8.3B,C)。

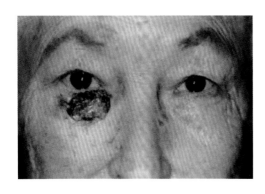

图 8.3A 下睑皮肤和皮下组织广泛的浅表手术缺损,并延伸至眼睑边缘。

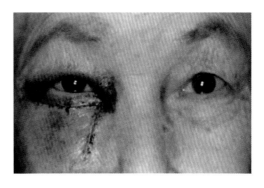

图 8.3B 推进皮瓣可重建大部分缺损和功能,并支撑下眼睑,降低术后睑外翻的风险。全厚皮片移植重建下眼睑的一部分,而没有直接在眼睑边缘上产生二次张力的风险。眼睑边缘的皮片移植无一定的稳定性睑外翻的风险。

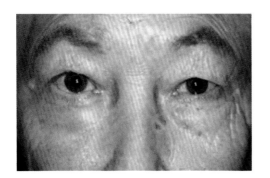

图 8.3C 术后 6 个月的愈合效果。

下眼睑:推进皮瓣(和全厚皮片移植)

在这种修复方式中,切口应止于颧颊部,在此处切除三锥体隆起,将三锥体的切除置于眶周皱纹内。在皮瓣前缘的第一条可吸收缝合线一般位于眶缘或颊部的水平,并在皮瓣固定到位后完成眶缘上方皮瓣的修整和缝合。最后,在缺损下方切除三锥体或立锥体隆起,三锥体的切除应置于眶下颊部的 RSTL 内。将切除的三锥体皮肤修薄后作为全厚皮片缝合至眼睑边缘邻近的下眼睑上。

关键点

■ 本节讲述的缺陷损累及两个美学单位,即下眼睑和眶下颊部。当手术缺损累及多个美学单位时,应考虑多种修复方式联合应用,以避免美学单位之间细微边界的改变。

■ 利用推进皮瓣重建下眼睑褶皱向下的缺损,再用全厚皮片移植修复眼睑至眼睑边缘的剩余小缺损。在垂直于眼睑边缘的方向上利用推进皮瓣闭合缺损不仅避免了眼睑向下的张力,而且还起到支撑性的作用,并可防止手术后潜在的睑外翻。

■ 外侧可获得足够的疏松组织用于实施推进皮瓣。另一种选择是旋转皮瓣(参见第 3.7 节),它可以获取更多的组织用于修复。

8.4　内眦(和鼻根):旋转皮瓣

　　对于内眦缺损,有几种修复选择可以考虑。这一病例中的缺损面积稍大,延伸至鼻根处(图 8.4A)。二期愈合对这种凹面上的缺损是一个很好的选择,如内眦处的缺损。对于不太深且在内眦肌腱上方和下方均匀平衡的缺损尤其如此。二期愈合的潜在不利因素是延长伤口愈合期以及可能会在眼睑边缘产生潜在的张力。另一种选择是全厚皮片移植,这可以重建表面,并尽量减少潜在的瘢痕挛缩。移植修复的缺点是供区和受区部位之间的颜色、质地和厚度可能存在略微差异,愈合后的修复部位可能有轻微凹陷,需要取出移植物保证存活,才算修复成功。

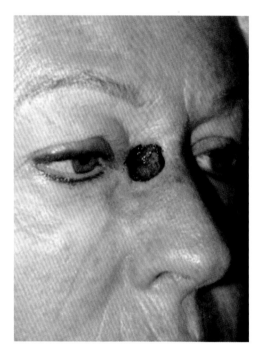

图 8.4A　右侧内眦和鼻根处的手术缺损。

内眦(和鼻根):旋转皮瓣

　　在这一病例中应用的另一种修复方法是使用皮瓣进行重建。邻近的疏松组织位于鼻根和眉间。有两种方法可将组织从鼻根和眉间转移至手术缺损处。一种是菱形转位皮瓣,另一种是旋转皮瓣。虽然菱形转位皮瓣可以填充缺损,但问题是当二次缺损闭合时,它可能会显著减小眉毛之间的距离或可能会扭曲眉毛的形状或位置。在本例中,眉毛为文眉,任何变形或位移都可能成为永久性的问题。为了减少眉毛向内侧移位,设计旋转皮瓣来重建缺损。从缺损的上后点向上做一个弧形切口,正好落到眉毛内侧的眉间沟(图8.4B)。在切口的远端处做一个回切,以推动皮瓣的移动。在充分分离后,皮瓣被推进或旋转至手术缺损处并缝合到位。在这种情况下,通过选择旋转皮瓣,二次缺损的大小小于转位皮瓣,并且更均匀地展开。因此,眉毛内侧向中心移动较少。在旋转和推进皮瓣进入缺损并缝合到位后,在鼻背上方形成一个立锥体隆起,来自回切口的组织穿过切口(图8.4C)。修剪每处多余的皮肤并缝合到位(图8.4D,E)。

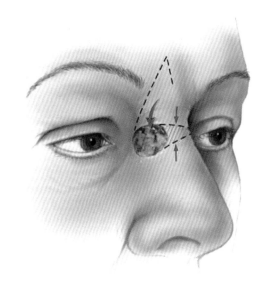

图 8.4B　旋转皮瓣设计。切口始于缺损的上后点,在眼睑和鼻子之间以弧形方式向上走行,通过眉间沟到达眉间。当皮瓣向下旋转时,在旋转点处的鼻背上形成了一个立锥体隆起。

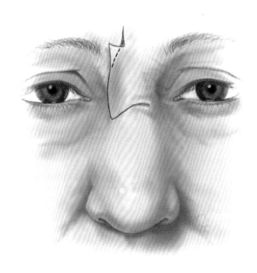

图 8.4C　当皮瓣缝合到位时,在鼻背上形成一个立锥体隆起,切除回切口的多余组织。在这两个位置,切除赘余组织,闭合伤口边缘。

内眦(和鼻根):旋转皮瓣

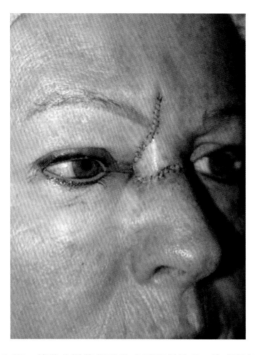

图 8.4D　旋转皮瓣修复后的术后即刻外观。注意眉间沟内切口线的放置和眉毛位置的保留。

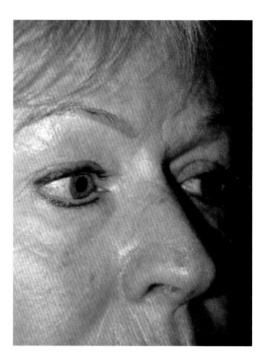

图 8.4E　术后 4 个月的愈合效果。

关键点

■ 内眦缺损可通过二期愈合进行修复,效果良好。对于内眦肌腱上方和下方的平衡缺损、表面缺损和不紧邻眼睑边缘的缺损,尤其如此。

■ 旋转皮瓣和转位皮瓣之间的选择有时归结为二次缺损分布的差异。转位皮瓣可使手术缺损处的潜在张力降至最低,旋转皮瓣上的二次缺损比转位皮瓣上的二次缺损分布更均匀。因此,在这个示例中,使用旋转皮瓣引起眉心移动的可能性更小。

■ 应用推进皮瓣和旋转皮瓣,皮瓣应首先移动和固定到手术缺损处。然后应该修剪三锥体隆起和多余的皮肤(应用转位皮瓣时,应首先关闭二次缺损;然后,皮瓣应固定至手术缺损处,同时应修剪过多或赘余组织)。

外眦：菱形转位皮瓣（以及菱形转位皮瓣修复内眦） 8.5

在本病例中，手术缺损累及与外眦相邻的下眼睑外侧（图 8.5A）。虽然推进皮瓣或旋转皮瓣可以修复这一缺损，但应用转位皮瓣的一个主要好处是它们能够将主要张力重新定向，远离主要缺损。因此，转位皮瓣在游离边缘及解剖标志附近特别有用。与推进皮瓣和旋转皮瓣相比，转位皮瓣往往更小，切口线多且不连续，因此很难将切口线放置在皱纹或解剖单位交界处。在评估组织的"供区"位置时，这种手术缺损有几种选择。有时，上眼睑可以作为转位皮瓣的来源，围绕外眦旋转。这种方法特别适用于老年患者（上眼睑皮肤更丰富）和相对较小的缺损。在这些情况下，可能还需要对对侧眼进行上睑成形术以保持对称性。

在这个特殊的病例中，皮瓣的设计是将太阳穴的组织从侧面转移至眶缘。皮瓣从手术缺损的上后部脱落。关键是要确保皮瓣的宽度和长度足够填充缺损并尽量减少下眼睑的张力。因为这是一个转位皮瓣，所以应首先关闭二次缺损（即太阳穴），使皮瓣更容易转移至手术缺损处。从皮瓣上切除一个小的三锥体，倾斜皮瓣蒂使切口落入已知或预计的眶周皱纹内（图 8.5B，C）。

外眦:菱形转位皮瓣(以及菱形转位皮瓣修复内眦)

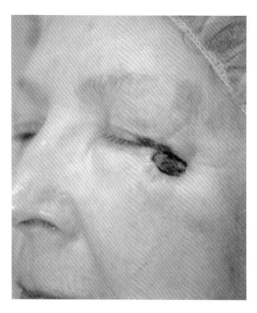

图 8.5A 左下眼睑外侧的手术缺损。

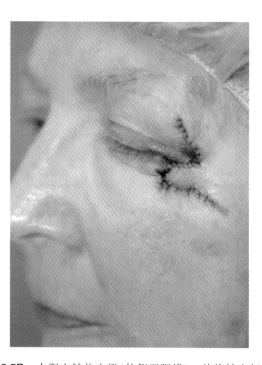

图 8.5B 太阳穴转位皮瓣(外侧至眶缘)。从旋转点切除一个小的立锥体或三锥体隆起,注意避免切到蒂部,并使其落在眶周皱纹内。

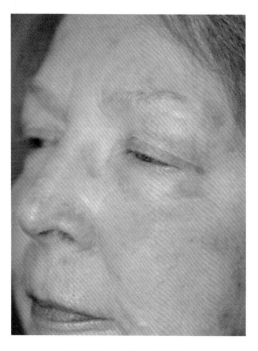

图 8.5C 短期愈合效果。

外眦:菱形转位皮瓣(以及菱形转位皮瓣修复内眦)

第二例病例为基底细胞癌行 Mohs 显微手术后于右侧内眦留下一手术缺损,缺损大小为 1.7cm×1.4cm(图 8.5D)。与第 8.4 节中的病例相比,本例中的缺损略小,仅限于内眦,略微向眼睑边缘延伸。利用鼻根和眉间的组织制备菱形转位皮瓣,避免了眼睑边缘的偏移。一个关键点是皮瓣取自右鼻根和眉间,远离缺损的上后缘,但仍在内眦区内。如果皮瓣在内眦的亚单位开始,关闭二次缺损可能会扭曲上眼睑的内侧面。相反,皮瓣起源于单独的美学单位,如鼻子,则二次缺损的关闭不会影响上眼睑(图 8.5E,F)。

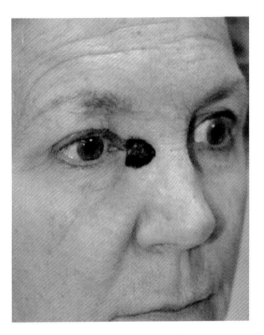

图 8.5D 右侧内眦处的手术缺损。

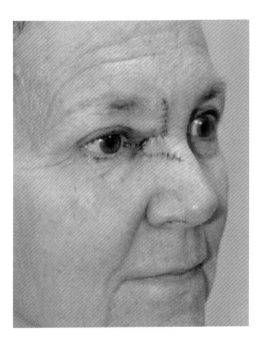

图 8.5E 菱形转位皮瓣从鼻根和眉间获取疏松组织。关键点是,皮瓣起源于缺损边缘的前部,以便从鼻根和眉间获取组织,二次缺损的关闭不影响上眼睑。

外眦：菱形转位皮瓣(以及菱形转位皮瓣修复内眦)

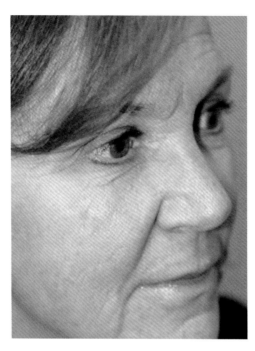

图 8.5F 愈合效果。有时，这些皮瓣可能会出现一些轻微的脱皮现象，通常通过按摩即可恢复，必要时，可应用局部类固醇治疗便可恢复。

关键点

▨ 转位皮瓣，如菱形转位皮瓣，对于游离边缘附近的缺损特别有用，如内眦或外眦，因为它们能更有效地将张力从手术缺损区域转移开。

▨ 在两例病例中，皮瓣的设计使二次缺损的闭合不会扭曲邻近的解剖标志或游离边缘。在第一例病例中，皮瓣起源于缺损的上后部，从眶缘的太阳穴处获取组织。在第二例病例中，皮瓣起源于缺损的前上部，移动内眦外的组织。在这两种情况下，目标都是将二次缺损切口很好地隐藏起来，远离更松弛、更脆弱的眼睑皮肤，因为此处的皮肤更容易被牵拉或扭曲。

▨ 转位皮瓣修复的几个关键点如下：①在转位和缝合皮瓣锥体手术缺损之前关闭二次缺损；②在旋转点或枢轴点处切除三锥体，这样不会切到蒂部，并危及血供。

下眼睑和颊部(以及外眦):复杂的线性修复和邻近组织全厚皮片移植

接下来的两例病例具有明显的相似性,因此对不同眼周位置的缺损使用了相似的重建方法。

第一例病例是基底细胞癌行 Mohs 术后形成了累及下眼睑和眶下颊部的手术缺损(图 8.6A)。患者术前有中等程度的眼睑松弛和老年性睑外翻,缺损从睑缘下方延伸到眶下颊部。实际上,这种累及下眼睑和眶下颊部的缺损可以应用与第 8.3 节中完全相同的方式闭合,即应用推进皮瓣和全厚皮片移植。由于该患者年龄较大,担心应用较大的皮瓣重建会出现潜在的瘀血和术后出血的风险,由此对其进行了不同的、更简单的修复。伤口的下侧应用侧-侧修复或复杂的线性修复,而非利用推进皮瓣,但概念是相同的,闭合美学单位,获取外侧的松弛组织,创建稳定的缝合基础,以防止睑外翻,用颜色、质地和厚度最相似的皮肤移植至剩余缺损的皮肤表面。

累及一个以上美学单位的缺损在重建时应考虑多种修复方式联合应用。在这种情况下,我们通过闭合位于两个美学单位交界处(眼睑和脸颊)的伤口,为下眼睑创建了支撑点,有助于减轻老年性睑外翻和重力的影响(图 8.6B)。此外,通过缝合眶缘处的两个美学单位交界处的缺损,在眶下颊部形成了一个立锥体组织(图 8.6C)。因为该皮肤邻近手术缺损,所以在颜色、质地、厚度和光化损伤程度上与缺损处最相似。切除三锥体,并使切口位于 RSTL 内,在下睑剩余的手术缺损中应用切除的皮肤作为全厚皮片移植(图 8.6D)。使用定位缝合线和包扎敷料将移植物固定到伤口上,愈合的照片显示美学效果和功能效果恢复良好,甚至术前的睑外翻都得到了一定改善(图 8.6E)。

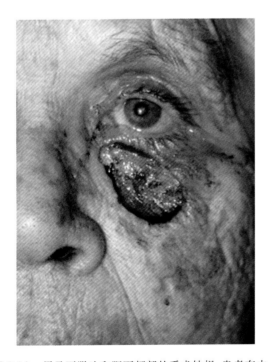

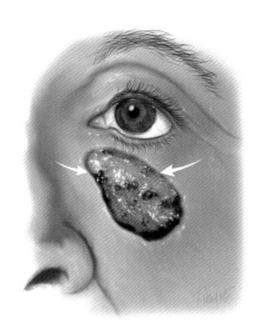

图 8.6A　累及下眼睑和眶下颊部的手术缺损。患者有中度的光化损伤和老年性睑外翻。(From Kaufman A. Periorbital reconstruction with adjacent-tissue skin grafts. Dermatol Surg 2005;31:1704‐1706.)

图 8.6B　对累及多个美学单位的缺损应用单一美学单位逐一修复的方式进行重建。缺损的眶下颊部以侧-侧修复方式闭合,用 4-0 可吸收缝合线自眼眶边缘开始行垂直褥式埋线缝合。

下眼睑和颊部(以及外眦):复杂的线性修复和邻近组织全厚皮片移植

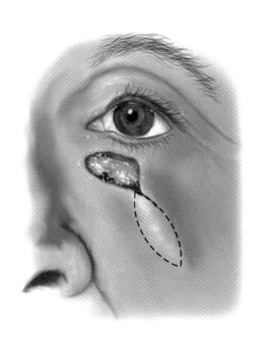

图 8.6C　眶缘闭合有助于减轻老年性睑外翻和术后睑外翻,方法是去除一些松弛的下眼睑,防止眶下颊部的重量向下拖动下眼睑。这种在眶缘的闭合会在颊部形成一个大的立锥体组织,将其切除并用于下眼睑的全厚皮片移植修复。

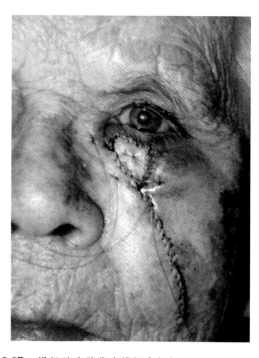

图 8.6D　沿松弛皮肤张力线闭合颊部。下眼睑由来自相邻组织的全厚皮片移植进行修复(因此称为"邻近组织全层皮片移植")。眶缘的闭合和支撑有助于改善术前的老年性睑外翻,并可降低术后发生瘢痕性睑外翻的风险。

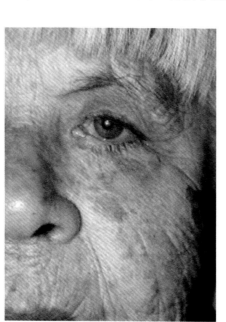

图 8.6E　最终愈合效果。眼睑位置得到改善,切口和瘢痕也较好地隐藏在颊部。

下眼睑和颊部(以及外眦)：复杂的线性修复和邻近组织全厚皮片移植

　　第二例病例是恶性雀斑样痣(长期受阳光照射的皮肤原位黑色素瘤)行 Mohs 显微手术后在太阳穴和外眦留下了一个较大的手术缺损(图 8.6F)。由于它的大小和位置，修复这种缺损的最可能的选择是皮片移植。沿着 RSTL 以侧-侧修复方式闭合缺损"更容易"闭合的部分(即远离外眦或上眼睑的游离边缘的区域)，然后在两侧产生立锥体组织。该立锥体的皮肤与缺损相邻，因此其表面特征可能比来自更标准的供体部位的移植皮肤(例如，耳前或耳后)与缺损更相似。以侧-侧修复方式关闭缺损的下部并且在 RSTL 内切除立锥体之后，将移除组织的皮下脂肪和组织修薄并缝合到位，作为全厚皮片移植修复邻近外眦和上眼睑的剩余手术缺损(图 8.6G)。与二期愈合相比，移植物修复减少了外眦或上眼睑游离边缘的挛缩和潜在偏移。由于移植物来自邻近组织，因此，移植皮肤的颜色、质地、厚度和光化损伤程度都与缺失的皮肤非常匹配(图 8.6H)。

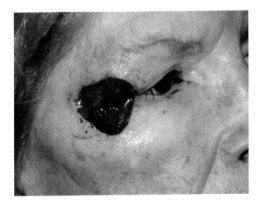

图 8.6F　恶性雀斑样痣(原位黑色素瘤)行 Mohs 显微手术治疗后在太阳穴、外眦和上眼睑外侧留下了一个手术缺损。

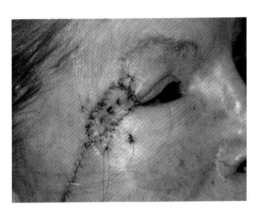

图 8.6G　与松弛组织相邻的手术缺损部分用侧-侧修复方式闭合，这产生了一个较大的立锥体组织。以切除三锥体的方式切除立锥体，随后沿松弛皮肤张力线闭合术创。修薄三锥体切除组织的脂肪和皮下组织，并用作全厚皮片移植物，用于外眦和上眼睑外侧剩余缺损的修复。移植物内的开窗术、定位缝合和包扎敷料可提高移植皮片的存活概率。

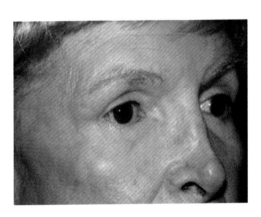

图 8.6H　术后 6 个月的愈合效果，显示出良好的颜色、质地、厚度匹配，同时也避免了游离边缘的移位。

下眼睑和颊部(以及外眦):复杂的线性修复和邻近组织全厚皮片移植

尽管邻近组织皮片移植可以为手术缺损提供匹配度良好的移植皮肤,但此种修复并非没有限制或潜在的并发症。手术缺损应该是浅表的并且可为移植物放置提供合适的伤口床。从相邻的立锥体组织获取移植物时应提供足够的组织以完全覆盖剩余缺损。定位缝合和包扎敷料可增加新血管形成和移植皮片存活的概率,但与其他皮片移植一样,移植失败是潜在的并发症。然而,在适当的情况下,相邻组织皮片移植在修复浅表缺损方面提供了良好的匹配,对整形外科医生来说,这也是一种十分有用的技术。

关键点

- 累及多个美学单位的缺损应考虑多种修复方式联合应用,每种修复负责重建一个美学单位。
- 通过应用侧–侧修复方式部分闭合较大的缺损,可减小剩余缺损的尺寸,并形成了一个立锥体隆起。切除该立锥体或三锥体隆起用作邻近组织皮片移植。关键是在 RSTL 方向上闭合术创,并在可能的情况下闭合两个美学单位交界处的缺损。
- 对于第一例病例中的较大缺损,全厚皮片移植可能会造成睑外翻。眶缘处侧–侧缝合可起到悬吊的作用,可以减轻下眼睑和眶下颊部的松弛。
- 邻近组织皮片移植为受体部位提供了颜色、质地和光化损伤程度更相似的移植皮肤。此外,手术缺损尺寸可减小;在美学单位中可以完成闭合,并可减少修复所需时间。
- 应将移植物的脂肪和皮下组织修薄,并小心地缝合到伤口床。移植物内应用开窗术、定位缝合以及应用包扎敷料,可以使移植物与伤口床靠得更紧,从而提高移植物存活率。

(卫峥 徐文光 译)

想要与同读本书的读者交流分享?

微信扫码,根据对话指引,加入本书读者交流群。

本书配有智能阅读助手，帮您实现

"时间花得少，阅读效果好"

▶ 建 议 配 合 二 维 码 一 起 使 用 本 书 ◀

本书配有智能阅读助手，可以为您提供本书配套的读者权益，帮助您提高阅读效率，提升阅读体验。

针对本书，您将会获得以下读者权益：

线上读书群

为您推荐本书专属读书交流群：【实用面部重建】交流群，入群可以与同读本书的读者，交流本书阅读过程中遇到的问题，分享阅读经验。

群内回复关键词，可获取读书工具与服务：

▶ 回复关键词"读书心得"，分享您的读书体验。

▶ 回复关键词"推荐读物"，获取出版社外科相关新书目录。

微 · 信 · 扫 · 码
添加智能阅读助手

阅 读 助 手 ， 助 您 高 效 阅 读 本 书 ， 让 读 书 事 半 功 倍 ！